Gerit Fischer

Heimische HEIL- UND VITALPILZE

20 Pilze für Küche und Hausapotheke

Kompakt-Ratgeber

Immunstärkend, antibakteriell und zellschützend

Haben Sie Fragen an den Mankau Verlag?
Anregungen zum Buch?
Erfahrungen, die Sie mit anderen teilen möchten?

Besuchen Sie unsere sozialen Netzwerke:
www.mankau-verlag.de/forum

mankau

Impressum

Bibliografische Information der Deutschen Nationalbibliothek Die Deutsche Nationalbibliothek verzeichnet diese Publikation in der Deutschen Nationalbibliografie; detaillierte bibliografische Daten sind im Internet über http://dnb.d-nb.de abrufbar.

Gerit Fischer
Heimische Heil- und Vitalpilze. 20 Pilze für Küche und Hausapotheke
Kompakt-Ratgeber
ISBN 978-3-86374-710-7
3. aktual. Aufl. 2025 (1 2 · 2020 2023)

Mankau Verlag GmbH
Pfarrgasse 1 · D-82497 Unterammergau
kontakt@mankau-verlag.de
Im Netz: www.mankau-verlag.de
Soziale Netzwerke: www.mankau-verlag.de/forum

Redaktion: Tanja Braune, Redaktionsbüro »Die Schnatterei«
Lektorat: Redaktionsbüro Julia Feldbaum, Augsburg
Endkorrektorat: Susanne Langer-Joffroy M. A., Germering
Cover/Umschlag: Guter Punkt GmbH & Co. KG, München
Layout: X-Design, München
Satz und Gestaltung: lydiakuehn.de, Aix-en-Provence, Frankreich
Energ. Beratung: Gerhard Albustin, Raum & Form, Winhöring

Abbildungen/Fotos: © **Gerit Fischer** 21, 34, 39, 84, 88, 94/U2, 98, 101/U2, 103, 105, 129/U3, 131, 148/U3, 151 © **shutterstock** 98: NK-55 © **Oliver Zehner** S. 114li./U3 © **stock.adobe.com** 4, 8–9: Angelique; 4, 5, 72–73: kichigin19; 12: Dieter Hawlan; 15: Menyhert; 17: Schmutzler-Schaub; 29: Uros Petrovic; 31: term1nator; 36: Jay; 43: Microgen; 49, 81, 113, 123: jenesesimre; 50: anerikson; 53: Popova Olga; 58: vivoo; 64: svetlana_cherruty; 79/U2, 89li./U2: Tarabalu; 82: Mulderphoto; 83/U2, 145li./U3: Barbora Batokova; 83li.: Ionescu Bogdan; 86/U2: MerkAngela.WH; 89re.: lichtbildmaster; 90: acrogame; 92: Sad; 96/U2: Phototribe; 99: Lumistudio; 106/U2: Milan Kuminowski; 108: Witold Krasowski; 110/U2: Ivan; 114re.: Henri Koskinen; 115: Eileen Kumpf; 117li./U3: LuckyRiga; 117re.: Rob Mutch Photo; 118: Patric Froidevaux; 120/U3: Andreas; 124/U3: Valeriy Kirsanov; 127: photojanski; 128: zhaubasar; 132: master24; 133/U3: randimal; 135: RistoH; 137/U3: M. Schuppich; 141li./U3: Jaroslav Machacek; 141re.: Fabrizio Moglia; 142: onkachura; 144: pixarno; 145re.: Iwona; 152: mitifoto; U2: plazaccameraman

Druck: Westermann Druck Zwickau GmbH, Zwickau/Sachsen

MIX
Papier | Fördert gute Waldnutzung
FSC® C110508

Haftungsausschluss

Das vorliegende Buch soll die Möglichkeiten der Selbstversorgung nach überlieferten Methoden aufzeigen, neugierig machen und zum Experimentieren anregen. Die volksheilkundlichen Anwendungen beruhen auf Überlieferung und werden durch aktuelle wissenschaftliche Erkenntnisse ergänzt. Alle Inhalte wurden von der Autorin sorgfältig recherchiert. Dennoch können Autorin und Verlag keinerlei Gewähr oder Garantie übernehmen. Es wird ausdrücklich darauf hingewiesen, dass die beschriebenen Rezepturen im Krankheitsfall keinen Arzt oder Heilpraktiker ersetzen können! Die Anwendung erfolgt auf eigene Gefahr, ärztlich verordnete Medikamente dürfen nicht eigenmächtig abgesetzt werden. Und auch wenn bei jedem der genannten Pilze von einer krebshemmenden Wirkung die Rede ist, ist damit nicht gemeint, dass Pilze Krebs heilen können. Wissenschaftlich gut abgesichert ist lediglich die begleitende Einnahme von Heilpilzen zusätzlich zur ärztlich verordneten Therapie.

Vorwort

Um uns herum gibt es viel mehr interessante Pilze, als man denkt. Vermutlich kennen Sie Pfifferling, Champignon und Steinpilz und viele feine Pilzgerichte. Doch hätten Sie gedacht, dass man mit Pilzen auch Krankheiten vorbeugen, behandeln und lindern kann? Und kennen Sie womöglich sogar Baumpilze, die zwar ungenießbar, aber heilkräftig sind? Wenn nicht, dann möchte ich Ihnen mit diesem Buch eine neue Welt eröffnen.
Es gibt viele Bücher über Pilze. Die einen beschreiben die Speisepilze aus dem Wald, die anderen die Heilpilze aus dem Handel. Dieses Buch tut beides in einem und stellt Ihnen 20 Heilpilze aus unseren Wäldern vor, die Sie selbst sammeln können. Viele von ihnen sind auch im Winter verfügbar, wenn sonst nichts wächst. Wie das Kräutersammeln kann auch die Pilzsuche zutiefst befriedigend wirken, ist der Wald an sich schon »Heilmittel«, eine Tankstelle für die Sinne, für die Seele, für die Beweglichkeit und das Immunsystem.

Ich wünsche Ihnen naturbelassene Wälder, in denen vielfältige Pilze einen Lebensraum finden, und viel Sammelfreude bei der Jagd nach diesen erstaunlichen Wesen!

Ihre Gerit Fischer
Gablitz, im Frühjahr 2025

Inhalt

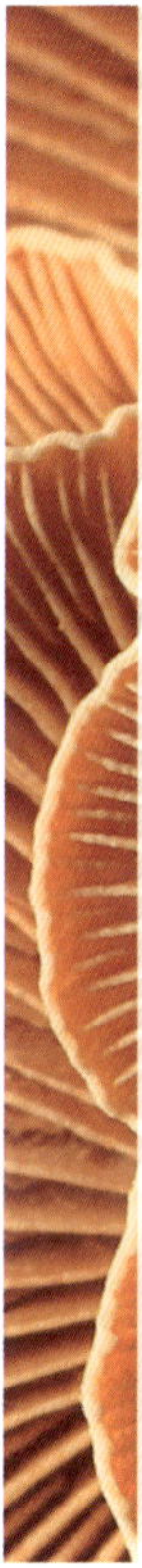

Geleitwort – ein spannender Einblick in die Welt der Pilze

In Zeiten wie diesen, in denen uns die jahrelangen Warnungen der Epidemiologen vor gefährlichen »Killerkeimen«, von uns selbst gezüchteten multiresistenten Bakterienstämmen und sich intelligent anpassenden Viren aus allen Teilen des Planeten mit der COVID-19-Epidemie eingeholt haben, wird es immer mehr an Bedeutung gewinnen, sich wieder verstärkt auf natürliche Heilmittel zu besinnen.

Eine vom Menschen gut behandelte und respektierte Natur bietet uns alles an Schutz- und Heilkräften, was wir für unsere Gesundheit benötigen. Die Pilze spielen dabei eine tragende Rolle ... Sie sind seit Tausenden von Jahren in vielen Kulturen hoch geschätzt und sowohl vom Ernährungsaspekt her als auch als Medizinalpilze zum präventiven und therapeutischen Einsatz mit großem Erfolg verwendet worden. Wir sprechen zu Recht von der längsten multikulturellen klinischen Studie der Welt und von der Tatsache, dass sich die Mykotherapie bis heute hartnäckig behaupten konnte. In der östlichen Welt ist sie fester Bestandteil der Medizin, auch in der westlichen Schulmedizin beginnt man zu begreifen, dass die Pilze hocheffektive antimikrobielle Substanzen enthalten und als steuerbar-regulierende Immunmodulatoren erfolgreich eingesetzt werden können.

Was die Pilze tatsächlich bieten, ist aber weitaus umfangreicher ... Man könnte mit den reichhaltigen Pilzen als Fleischersatz sogar einen großen Teil der Weltbevölkerung ernähren, dabei präventiv die Gesundheit schützen und auf Massentierhaltung mit all ihren Problemen und dem krank machenden überzogenen Fleischgenuss verzichten. Pilze lassen sich heute mit ökologisch-kontrollierten Anbaumethoden extensiv züchten. Sie sind auf diese Weise völlig unbelastet von Umweltgiften und schädlichen Inhaltsstoffen. Die Trias Globalisierung, Industrialisierung und Massentourismus mit den daraus resultierenden Verhaltensänderungen, die falsche Ernährung, der Dauerstress, der übermäßige Einsatz von Pharmadrogen und die oft reduzierte Achtsamkeit uns selbst wie auch der Natur gegenüber zeigen ihre Wirkung auf die allgemeine Gesundheit dramatisch. Was wir brauchen, sind bewusste Menschen, liebevolle Heiler und eine intakte Natur, die uns das schenkt, was wir für unsere physische und psychische Integrität benötigen. Dieses schöne Buch gibt dem Leser einen perfekten Einblick in die Welt der Pilze mit ihren unfassbaren Möglichkeiten und positiven Aspekten.
Ich wünsche allen Lesern viel Glück, eine stabile Gesundheit und vermute, dass auch Sie dann an dem Thema Vitalpilze zukünftig »kleben« bleiben wie ich ...

Dr. med. Heinz Knopf
Facharzt für Diagnostische Radiologie – Flugmedizin

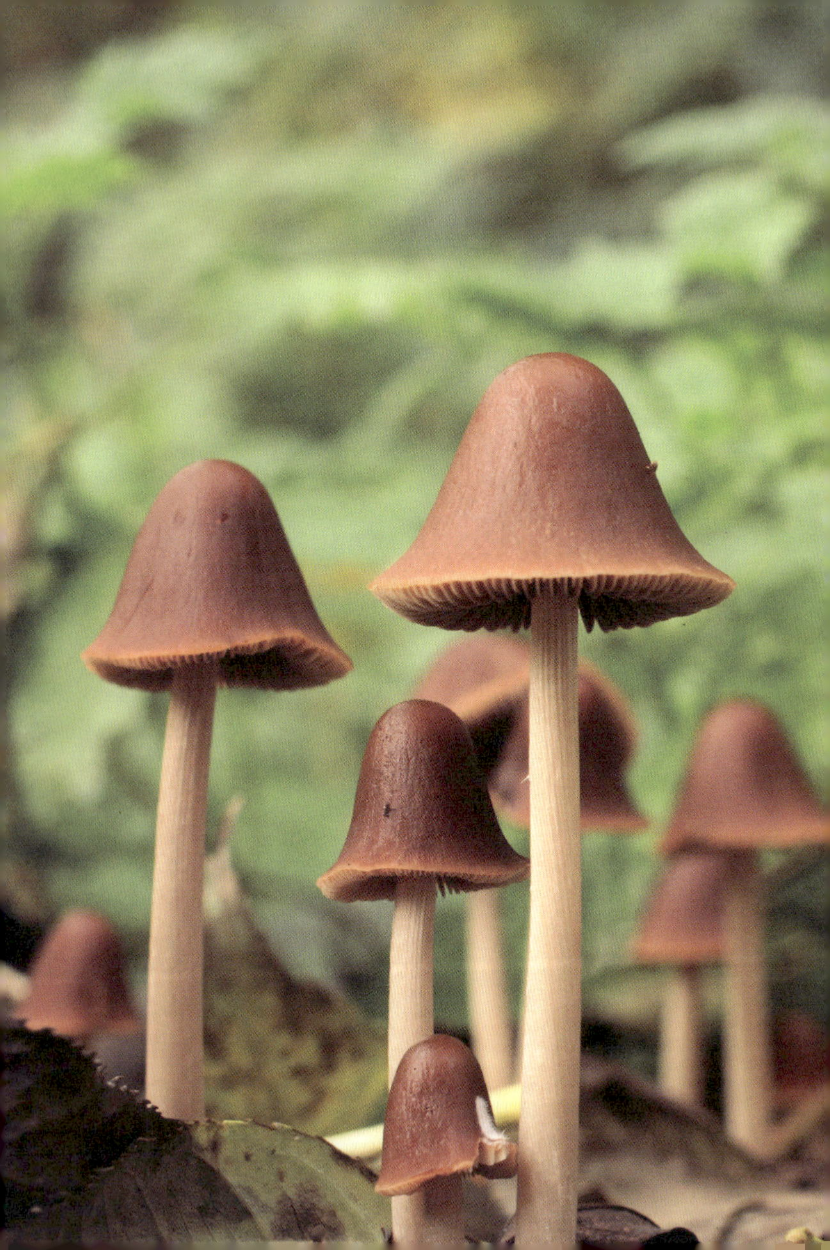

Im Reich der Pilze

Sie sind wunderschön, bizarr, heilkräftig, nahrhaft oder auch giftig – und im ökologischen Sinn lebenswichtig für alles Leben auf der Erde. Willkommen in der beeindruckenden Welt der Pilze!

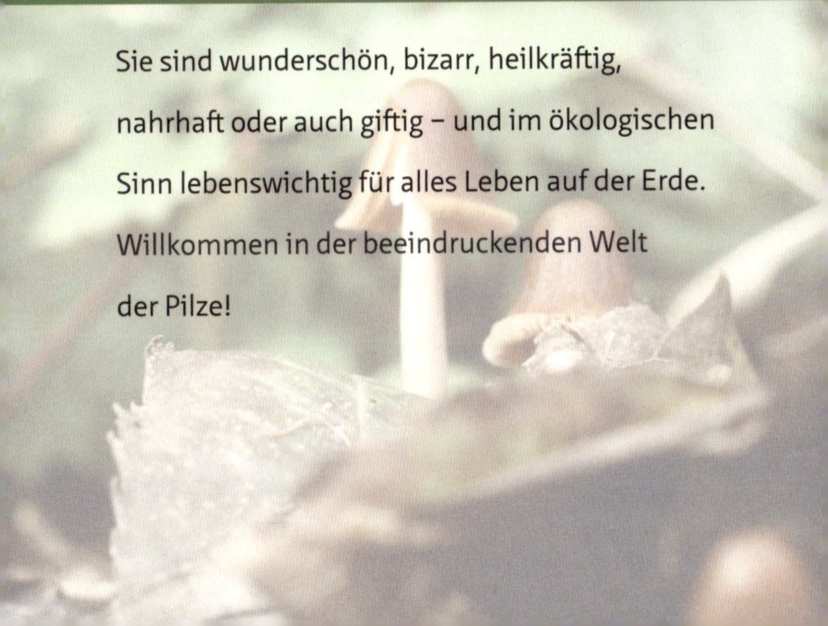

Faszinierende Lebewesen

Pilze werden landläufig nur nach ihrem Speisewert beurteilt. Dabei ist ihre Bedeutung für unser Leben unermesslich: Ohne Pilze wäre die Welt nicht so, wie wir sie kennen. Experten sind sogar überzeugt, dass die Erde mit Pilzen gerettet und von Umweltschäden geheilt werden kann. Pilze könnten in Zukunft der Schlüssel zu einer lebenswerten Welt sein. Sie wachsen im Verborgenen, denn was wir sehen, sind nur ihre Fruchtkörper; der Pilz selbst lebt unter der Erde oder im Inneren der Äste und Baumstämme. Im Wald wie in unserem Denken führen sie ein Schattendasein. Die meisten zählen zu den »forgotten species« und sind das Gegenteil von »showy species« wie Orchideen oder Papageien. Sie können also ein bisschen Fürsprache gut gebrauchen.
Pilze enthalten Substanzen, die in keiner Pflanze vorkommen und von unserem Organismus gut »verstanden« werden. Sie wirken z. B. äußerst zuverlässig auf das Immunsystem.
Wie bei Kräutern gibt es auch bei den Pilzen legendäre Heiler und kleine Helferlein. Nicht immer findet man einen Tausendsassa. Doch besonders in der kalten Jahreszeit freut man sich über jeden brauchbaren Fund, und sei es »nur« ein Stärkungsmittel. Und als wären die Freude über einen interessanten Pilz und die Aussicht auf ein Heilmittel nicht schon Anreiz genug, holt uns das Sammeln und das Hantieren mit den Pilzen wieder auf

den Boden zurück, lässt es uns die Hektik des Alltags überwinden und verbindet uns mit unseren Wurzeln als Geschöpfe der Natur.

Pilze sind keine Pflanzen

Entwicklungsgeschichtlich stehen Pilze den Tieren (also auch uns Menschen) sogar näher als den Pflanzen. Natürlich sind sie ganz anders als Tiere, dennoch haben sie viel mit uns gemeinsam: Sie bilden kein Chlorophyll, sondern ernähren sich von komplexer Materie, und wie wir auch verbrauchen sie Sauerstoff, anstatt ihn zu bilden. Ihre Zellwände bestehen nicht – wie die der Pflanzen – aus Cellulose, sondern aus Chitin, das sonst eigentlich nur in der Tierwelt vorkommt, z. B. im Außenskelett der Insekten.

Pilze scheinen – wie Pflanzen – sesshaft zu sein, doch auch das ist relativ: Ganz nach Bedarf wächst der Pilz mal dahin, mal dorthin – je nachdem, wo das Nährstoff- und Wasserangebot besser ist. Dazu muss man wissen: Pilze sind unsichtbar.

Ein Pilz lebt, vor den Blicken verborgen, im Boden, im Holz, in der Streuschicht oder in sonst einem organischen Substrat. Er besteht aus feinsten Fäden, den Hyphen, die das Substrat als dichtes Geflecht durchziehen. Dieses Geflecht heißt Mycel. Und hier teilt sich die Pilzwelt unserer Wälder in zwei Lager: Die einen wachsen »frei« im Boden, die anderen im Inneren von Baumstämmen, Ästen, Zapfen oder Blättern.

Mykorrhiza-Pilze – das Internet der Natur

Unter der Erde, gemeinsam mit den Wurzeln der Pflanzen, finden sich die bodenbewohnenden Pilze. Sie heißen Mykorrhiza-Pilze und leben in Symbiose mit Pflanzen. Beide Partner profitieren von der engen Verflechtung von Pilzmycel und Pflanzenwurzel: Der Pilz dient der Pflanze als Erweiterung des Wurzelstocks und versorgt sie mit einem Vielfachen an Wasser, Stickstoff und anderen Elementen. Dafür bekommt der Pilz von der Pflanze einen Teil der Fotosyntheseprodukte ab.

Über 90 Prozent aller heimischen Waldbäume leben mit Pilzen in Symbiose. Gerade für Bäume stellen Pilze

Der größte Teil eines Pilzes ist in der Regel nicht sichtbar.

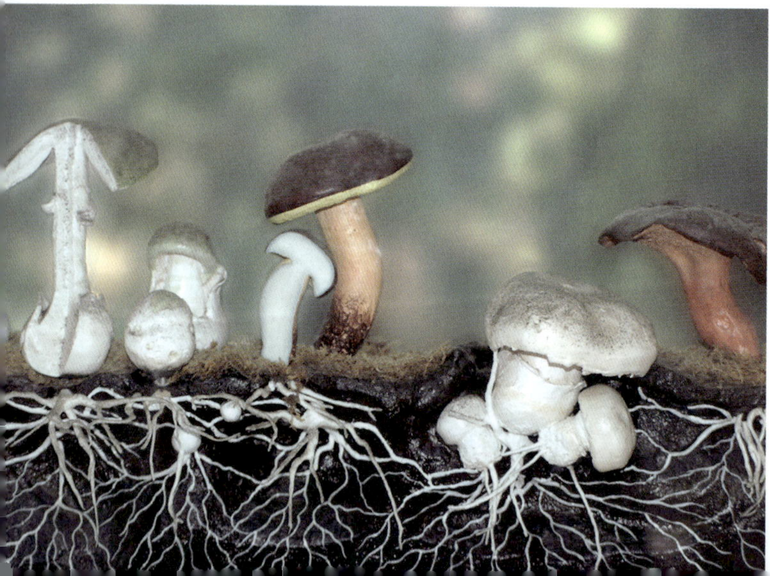

in Dürrezeiten ein großes Wasserreservoir dar, sie sind somit ein wichtiger Überlebensfaktor für Wälder im Klimawandel. Beispiele für Mykorrhiza-Pilze sind der Herrenpilz, der Edelreizker, der Fliegenpilz und der Pfifferling.

Die Mycelien der Mykorrhiza-Pilze wachsen Seite an Seite an den Feinwurzeln der Bäume und verbinden auch die Bäume untereinander. Mittlerweile spricht man vom »Internet der Natur« oder vom »wood wide web«: Hier werden nicht nur Wasser und Nährstoffe, sondern auch Signalstoffe und ganz konkrete Informationen transportiert. Wie Glasfaserkabel übermitteln Pilze von einem Baum zum anderen Botschaften wie: Achtung, Schädlinge! Mach dich bitter!

Und nach und nach beginnen die umstehenden Bäume, vermehrt Bitterstoffe in die Blätter einzulagern, und schon sind beispielsweise die Raupen in ihre Grenzen verwiesen.

Die Bäume zahlen dafür einen hohen Preis: Bis zu einem Drittel ihrer Zuckerproduktion aus der Fotosynthese müssen sie den Pilzen überlassen. Doch hat der Wald seine eigene Zeit, und so läuft die Signalübertragung recht gemütlich mit etwa einem Zentimeter pro Sekunde. Und wenn die Bäume vom Frühling über den Sommer bis in den Herbst hinein fortwährend Nährstoffe angesammelt haben, von denen die Pilze reichlich abbekommen, setzen Letztere endlich auch »Früchte« an und bilden ihre meist oberirdisch sichtbaren Fruchtkörper.

Destruenten – die Recycling-Brigade

Zersetzer (Destruenten) heißt die andere Art, denn sie bringt keinem Baum etwas. Ganz im Gegenteil nisten sich diese Pilze in schwächelnden oder abgestorbenen Gehölzen ein und treiben deren Zerfall voran. Damit beschleunigen sie das Recycling, den Stoffkreislauf des Waldes. Das können nur Pilze. Ohne sie würden alle abgestorbenen Bäume und Sträucher einfach im Wald liegen bleiben, sodass irgendwann einfach kein Durchkommen mehr wäre. Die organische Materie würde nie mehr dem Boden zugeführt werden, und die Pflanzen hätten keine weitere Lebensgrundlage. Die Pilze aber machen Bäume zu Humus, um neues Leben zu nähren. Sie bilden so gesehen die Schnittstelle zwischen Leben und Tod.

Um Holz überhaupt verdauen zu können, sind entsprechende Enzyme nötig, die nur von Pilzen produziert werden. Dennoch stehen auch diese Pilze uns Menschen näher als dem Baum, auf dem sie wachsen.

Die »Schwammerl« sind die Früchte, korrekt Fruchtkörper der Pilze. Ihre Aufgabe ist die genetische Neudurchmischung, Vermehrung und Ausbreitung. Denn Sporen können fliegen. Sie sind so winzig klein, dass man schon ein gutes Mikroskop braucht, um sie richtig sehen zu können. Wenn sie in feuchte Luftschichten aufsteigen, nehmen sie Feuchtigkeit auf, quellen und beginnen zu fallen. So können sie sogar an der Entstehung von Regen beteiligt sein.

Auch die Entstehung von sogenannten Hexenringen ist schnell erklärt: Die Fruchtkörper erscheinen an den Rändern des Mycels. Breitet sich das Mycel sternförmig aus, entsteht ein – mehr oder weniger runder – Kreis. Der Ring macht also die unterirdische Ausdehnung des Pilzmycels sichtbar.

Hexenring: Der Pilz lebt unter der Erde, an seinen Rändern bildet er die Fruchtkörper.

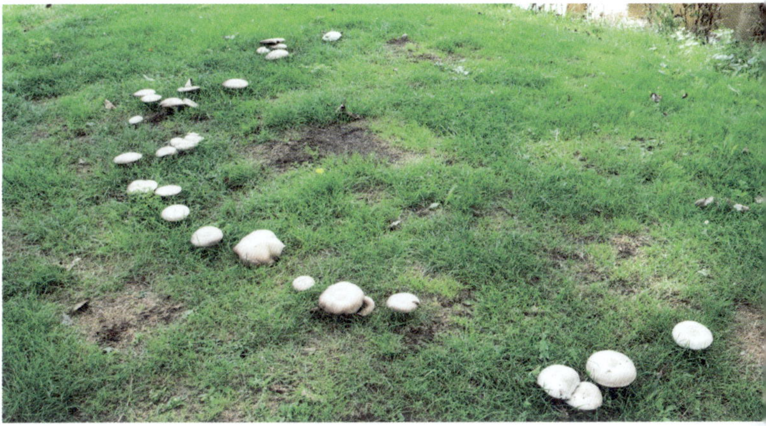

Die Superorganismen – Hoffnung der Zukunft

Derzeit sind rund 150 000 Pilzarten bekannt, man nimmt jedoch an, dass es insgesamt 1,5 Millionen Arten gibt. Damit existieren mehr Pilz- als Pflanzenarten auf der Welt. Im Waldboden leben mehr Pilze als Bakterien und Tiere zusammen. Pilze machen vermutlich 25 Prozent der gesamten Biomasse der Erde aus.

Sie verdauen nicht nur organische Materie, d. h. sie sind nicht nur Pflanzenfresser oder Fleischfresser, manche verdauen sogar Plastik. Oder Erdöl, das Böden kontaminiert. Der Fachbegriff ist »Soil Remediation«, Bodenheilung. Wie Algen im großen Stil Wasser entgiften, entgiften Pilze die Erde. In Tschernobyl »fressen« Pilze die radioaktive Strahlung im zerstörten Kernkraftwerk. Derzeit testet man bereits das Verhalten von Pilzen im Weltraum: Es wird untersucht, ob Speisepilze auch im All gedeihen. So könnten sie dereinst helfen, neue Planeten zu besiedeln.

GIGANTISCH!

Der weltgrößte Organismus ist ein Pilz: ein einziger Hallimasch, der in Oregon/USA 965 Hektar Boden – also eine Fläche von 1351 Fußballfeldern! – beherrscht und dort die Vegetation aktiv nach seinen Bedürfnissen gestaltet. Er ist vermutlich 2400 Jahre alt und 600 Tonnen schwer.

Spezialfall Flechten

Flechten sind eine Symbiose aus Pflanze und Pilz, ein Schulterschluss über biologische Reichsgrenzen hinweg. Bei der Pflanze handelt es sich meist um eine Mikroalge, die es sich im Hyphengeflecht eines Pilzes gemütlich gemacht hat. Bei guten Bedingungen können sich Pilz und Alge auch ganz neu finden: Wenn eine Pilzspore

keimt und in der neuen Umgebung auf eine passende Alge trifft, kann wieder eine Flechte entstehen.
Der Vorteil für die Alge liegt darin, dass sie auch an exponierten, trockenen Standorten wachsen kann.
Dafür versorgt sie den Pilz mit Zucker, den sie mithilfe der Fotosynthese produziert.
Auch Flechten werden seit ewigen Zeiten zu Heilzwecken verwendet. Die bekannteste Heil-Flechte ist die Bartflechte. Sie ist ungenießbar, hat jedoch immunstärkende und antibiotische Eigenschaften. Schon Sammler und Jäger sollen sie gegen Erkältungen in Räuchermischungen verwendet haben. Heute nützt man sie für Tees, Tinkturen oder Lutschpastillen.

Geotropismus bei Baumpilzen: Pilze richten ihre Hüte immer nach oben und unten aus. Wenn der Wirtsbaum umfällt, entstehen die seltsamsten Formen. Hier ein Rotrandiger Baumschwamm.

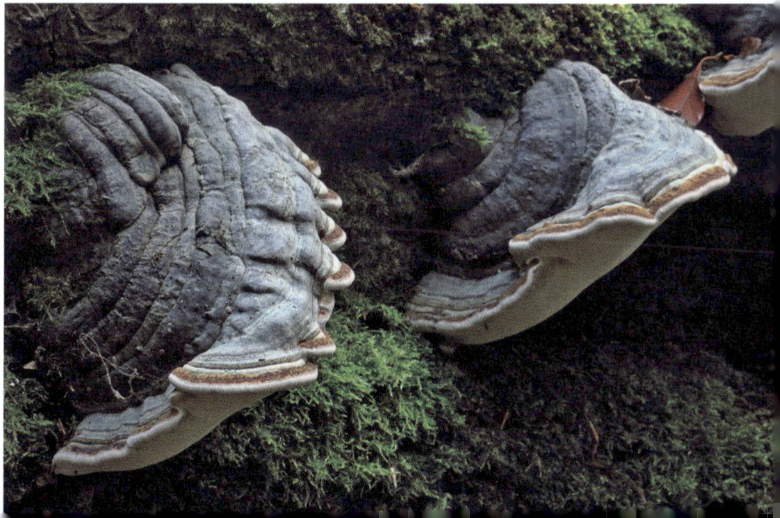

Ethnomykologie – die Kulturgeschichte der Pilze

Die Ethnomykologie ist – wie die Ethnobotanik – ein Teilbereich der Völkerkunde. Die Begriffe stammen aus dem Griechischen: »éthnos« für Volk, »mykes« für Pilz und »logos« für Lehre – also die Lehre vom Pilzwissen der Völker. Das Pilzwissen des Menschen ist älter als die Menschheit selbst. Anders gesagt: Die Menschen haben den kompetenten Umgang mit Pilzen aus ihrer Zeit als Primaten mitgenommen, denn das Pilzwissen der Tiere ist unbestritten. Und warum sollten die frühen Menschen ihr Wissen im Zuge der Menschwerdung vergessen haben?

Das Mycel der Pilze ist mit unserer Kultur eng verflochten, ihre Verwendung durch den Menschen schon seit Urzeiten belegt: Auf der ganzen Welt gibt es Ritzzeichnungen und Höhlenmalereien von Pilzen, z. B. auf den Megalithen im englischen Stonehenge. Pilze wurden vielfältig genutzt: zum Essen, Trinken, Heilen, Feuermachen, Rauchen, Räuchern, Lieben, Färben, Zaubern, Töten, als Mückenschutz und natürlich zu religiösen Zwecken. Es ist gut möglich, dass Pilze den Menschen die Spiritualität erschlossen haben.

Die Menschheit lässt sich klar in Pilzliebhaber und Pilzverächter gliedern. Eindeutig mykophil, also »pilzfreundlich«, sind Italien, Skandinavien, Russland und das Baltikum, als mykophob hingegen gelten England und die USA. Den pilzliebenden Völkern haben wir hinsichtlich der Verwendung von Pilzen einen immensen Erfahrungsschatz zu verdanken.

INFO

PILZE UND DAS FEUER

Viele verschiedene Pilze wurden einst zum Feuermachen verwendet, darunter vor allem verholzende wie der Echte Zunderschwamm, der Falsche Zunderschwamm bzw. Gemeine Feuerschwamm, der Rotrandige Baumschwamm, der Flache Lackporling und der Lärchenschwamm, aber auch der Birkenporling sowie Stäublinge und andere Boviste.

Mann im Eis

Er ist einer der berühmtesten Österreicher der Welt: »Ötzi«, ein Wanderer, der in der späten Jungsteinzeit (ca. 3200 Jahre v. Chr.) bei der Überquerung der Ötztaler Alpen ums Leben gekommen ist. Seine Leiche wurde im Gletscher hervorragend konserviert, bis das Eis im Ausnahmesommer 1991 schmolz und er von Bergwanderern entdeckt wurde.

Bei ihm wurden Birkenporlinge und Zunderschwamm gefunden. Ihre Heilwirkung deckt sich mit den Leiden, die an der Mumie festgestellt wurden; er hatte sie also nicht nur als Zunder dabei. Der Fund belegt zweifelsfrei, dass Menschen in Europa schon vor mehr als

5200 Jahren Pilze zu Heilzwecken nutzten. Leider wurde dieses Wissen hier im Westen für lange Zeit vergessen.

Die Pilze der Indianer

Aus Nordamerika liegt ein reicher Fundus an Heilpilzwissen der Ureinwohner vor. Die Ökosysteme der »Americas« (Nord-, Mittel- und Südamerika) sind viel artenreicher als jene Europas, denn dort verlaufen die großen Gebirgszüge in Nord-Süd-Ausrichtung. Während der Klimaverschiebungen im Laufe der Erdgeschichte konnten daher die Arten ungehindert – je nach Bedarf – nach Norden oder Süden ausweichen, während Europas Flora und Fauna im Norden und im Süden vom Meer und in der Mitte von den Alpen begrenzt wurde. Bei jeder gröberen Klimaveränderung gingen uns Arten verloren. Unter den Pilzen der Indianer sind einige, die auch in Europa vorkommen, z. B. Zunderschwamm, Rotrandiger Baumschwamm, Schwefelporling, Zinnobertramete.

Pilze im Christentum

Zur Zeit der Hexenverfolgung, als die alte Spiritualität und die neue christliche Religion aufeinanderprallten, wurden Pilze untrennbar mit dem Heidnischen, dem Bösen verbunden. Wörter wie Hexenei und Krötenstuhl (das englische »toadstool« steht für giftige Pilze) zeugen bis heute davon. Kein Wunder, spielten sie doch eine bedeutende Rolle in der angestammten Religion. So wurden Pilze in weiten Teilen Europas fortan dämonisiert

und mit dem Finsteren, dem Modrigen, mit Schlangen und Lurchen assoziiert. Und was wäre schon eine Hexensuppe ohne Pilze?
Dennoch finden sich Pilze – mehr oder weniger offensichtlich – in frühen Darstellungen in vielen christlichen Kirchen und Bibelübersetzungen.

INFO

VON HEXEN UND ELFEN

Die auffälligen Hexenringe in der Wiese (→ Abbildung, Seite 15) sind von mystischer Faszination. Auch wenn man vielleicht Respekt davor hatte, wurden sie früher nicht verteufelt. Sie galten als magische Spielwiese der Naturgeister, der Elfen und Feen. Erst später wurden sie bösen Hexen und Zauberern zugeschrieben, denen sie angeblich als Schutzwall für ihre satanischen Beschwörungen dienten.

»Elfenbänke« sind flache Baumpilze, auf denen sich dann und wann Elfen »ausruhen«.

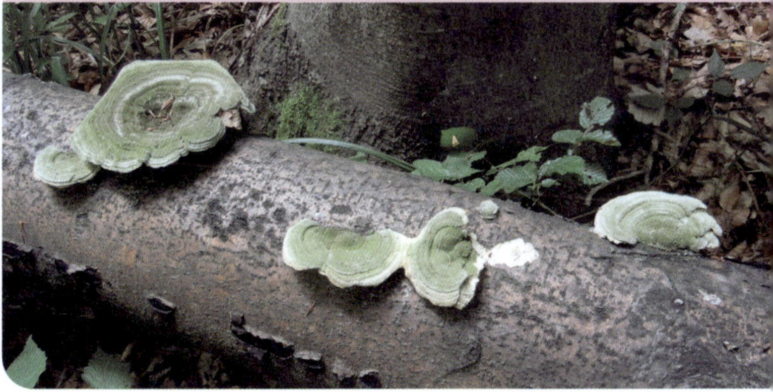

ZITAT

»Die auf lebenden und gefällten Bäumen wachsenden Pilze sind ziemlich geeignet, für den Genuss und bisweilen auch für die Medizin.«

Hildegard von Bingen, 12. Jh. n. Chr.

»Fliegen« dank Pilz

Zu rituellen Zwecken wurden Fliegenpilze in Nord- und Osteuropa den Rentieren verabreicht (oder vom Schamanen selbst gegessen), um daraufhin den Urin aufzufangen. Darin sind nämlich die halluzinogenen Substanzen aufgereinigt (die giftigen Komponenten wurden vom Organismus bereits abgebaut). Allerdings wurde beobachtet, dass Rentiere die Pilze sogar selbst suchen.

Man darf jedoch das Vergiftungspotenzial der Fliegenpilze nicht unterschätzen. Eine Fliegenpilzvergiftung ist zwar nicht lebensbedrohlich, doch können Vergiftungssymptome von Magenkrämpfen bis Lähmungen auftreten. Das Verschwimmen der eigenen körperlichen Grenzen wird je nach Veranlagung als pure Seligkeit oder als Horrortrip erlebt. Wer psychisch labil ist, muss mit einer bleibenden Psychose oder Angststörung rechnen. Um solche Nebenwirkungen sicher zu vermeiden, müsste das Gift so niedrig dosiert werden, dass auch die Rauschwirkung kaum wahrnehmbar ist. »Wer vom Fliegenpilz isst, der wird verrückt, er tanzt, singt, fliegt und vergisst«, sagt Friedrich Georg Jünger in seinem Gedicht »Fliegenpilze«. Tatsächlich ist der Fliegenpilz-Rausch ein Delirium, an das man hinterher keine Erinnerung hat.

Pilze in Asien

Die Kulturen des Fernen Ostens sind in ihrer Pilzverehrung wohl unerreicht. Namen wie »Pilz der Götter«, »Pilz des ewigen Lebens« oder »Pilz des Blumenhimmels« zeigen dies deutlich. Manche Pilze wurden sogar in Silber aufgewogen. Auch alte chinesische Weisheiten (Quelle unbekannt) sprechen von einer ausgeprägten Mykophilie:

Sie haben keine Knospen, Blätter, noch Blüten.
Und dennoch haben sie Früchte.
Köstliche Nahrung, gar Medizin.
Eine Vollendung der Natur.

Oder:

Pilze kommen aus der Essenz der Berge und Täler, Wolken und Regen, aus den vier Jahreszeiten, den fünf Elementen, Yin und Yang und Tag und Nacht hervor. Pilze wachsen nur dann, wenn die Herrscher zum Volk und Land gerecht und gut sind. Sie sind kostbar, schwer zu finden und von einem Geheimnis umhüllt.

In der Traditionellen Chinesischen Medizin wird das detaillierte Wissen über den therapeutischen Einsatz von Pilzen seit über 4000 Jahren kultiviert. In Korea, Japan und China ist die Verwendung der Medizinalpilze fester Bestandteil der ärztlichen Kunst.

Pilze in der westlichen Medizin

Während die alten Medizintraditionen weltweit auch Großpilze einsetzen, nutzt die moderne westliche Medizin bis dato nur mikroskopische Pilze. Aus ihnen werden isolierte Wirkstoffe gewonnen, wie z. B. Penicillin und Lovastatin aus verschiedenen Schimmelpilzen. Doch entstehen fast täglich neue Studien, die die biochemischen klinischen Eigenschaften der traditionellen Vitalpilze nach westlichen Maßstäben genau analysieren. So entdeckt man auch hierzulande – nach jahrtausendelanger Unterbrechung – das Heilpotenzial der Großpilze.

Back to the roots

Junge Erwachsene wissen immer weniger über Pilze, vielen fehlen Naturerfahrung und Naturbezug. Gleichzeitig ist eine sehr lebendige Do-it-yourself-Bewegung zu beobachten, und »altes Wissen« ist wieder gefragt. Bei all den hochkomplexen, undurchschaubaren Technologien, die wir täglich nutzen, kann Nachvollziehbarkeit sehr wohltuend sein. Einfache Anwendungen mit wenigen elementaren Zutaten, mit denen man sich sogar selbst versorgen kann, haben einen besonderen Reiz. Man ist auf keinen Händler angewiesen und wird so vom Konsumenten zum Produzenten. Und plötzlich tun sich Möglichkeiten auf, die der Handel gar nicht bietet, wir finden vielleicht sogar Zugang zu einem Know-how, das seit unseren Groß- und Urgroßeltern nicht mehr angewendet wurde.

Pilze in der Küche

Die Bedeutung der Pilze in der Ernährung wurde lange unterschätzt. Auch in der Ernährungswissenschaft führten sie ein Schattendasein und sind bis heute nicht so recht etabliert. Ein bekannter deutscher Lebensmittelchemiker meinte sogar, dass Speisepilze im besten Fall nährstoffarm, schlimmstenfalls jedoch gefährlich seien und höchstens als Notnahrung (und als Rauschmittel) taugten. Sie lieferten kaum Energie (»Kalorien«), denn alle Hauptnährstoffe seien nur schwach vertreten.
Die ernährungsphysiologischen Stärken der Pilze liegen eindeutig anderswo: nämlich in ihren »funktionellen« Inhaltsstoffen. Sie sind der Grund, warum Pilze inzwischen als »Superfoods« oder »funktionelle Lebensmittel« bezeichnet werden. Beim Einsatz der Pilze als Lebensmittel befinden wir uns im Bereich der Prävention, der Vorbeugung von Krankheiten. Das Prinzip »Deine Nahrung soll deine Medizin sein« (und umgekehrt) findet in den Speisepilzen seine Vollendung. In China werden Pilzmahlzeiten ganz selbstverständlich konsumiert, um mehr Energie, ein langes Leben oder ein potentes Immunsystem zu erhalten. Anstatt nun die Pilze als »super« und »funktionell« auf ein Podest zu heben, sollten wir sie lieber als bodenständige Zutat in unsere Alltagsernährung aufnehmen. Aber nicht, um »super« zu werden, sondern um gesund und robust zu bleiben. Und weil sie einfach gut schmecken!

Über hundert Substanzen bewirken eine geschmackliche Intensität, die Pilze »umami« macht. Die Rede ist von einem herzhaften Wohlgeschmack, so in etwa die Übersetzung aus dem Japanischen. Verschiedene Arten in den verschiedenen Jahreszeiten bringen ganz von selbst viel Abwechslung auf den Teller – und einen Hauch von Abenteuer, der jeder selbst »erlegten« Nahrung innewohnt, sowie die Befriedigung, ein wertvolles Lebensmittel einfach »gefunden« zu haben.

INFO

ALLTAGSSPRACHLICH UNBOTANISCH

Die Fruchtkörper der Pilze werden hier schlicht als Pilze bezeichnet. Das ist zwar botanisch nicht korrekt, aber weniger sperrig und entspricht dem allgemeinen Sprachgebrauch.

Die Nährstoffe der Pilze

Pilze liefern wenig Nahrungsenergie, aber sehr viele Nährstoffe. Die Begriffe Nährstoff und Energielieferant bzw. Nährwert und Energiewert werden oft durcheinandergebracht. Nährstoffe sind beileibe nicht nur Energielieferanten. Dass etwas weder Energie (= Kalorien) noch Baumaterial liefert, heißt nicht, dass es keinen Nährwert hat!

Unsere Hauptnährstoffe (auch Makronährstoffe) sind Eiweiß, Fett und Kohlenhydrate. Sie liefern Nahrungsenergie und dienen als Baustoffe (für Muskeln, Knochen etc.). Mikronährstoffe sind Vitamine, Nukleinsäuren, Mineralstoffe und Spurenelemente. Sie sind keine Energieträger, sondern dienen als Signalüberbringer, Transportmittel, Oxidationsschutz, Enzym-Cofaktoren und vieles mehr. Keine Nährstoffe im eigentlichen Sinn sind Ballaststoffe. Sie sind (fast) unverdaulich, erfüllen aber trotzdem lebenswichtige Funktionen. Auch die bioaktiven Stoffe (sekundäre Pflanzen- oder Pilzstoffe) gelten nicht als Nährstoffe; der primäre Stoffwechsel funktioniert auch ohne sie. Wir leben aber nicht unter einer Schutzglocke: An UV-Strahlung, Oxidationsprozessen, Schadstoffen, Infektionen, Verletzungen und dergleichen würden wir zwar nicht sofort sterben, wären aber durch sie schwach, krank und kurzlebig. Wie alle Lebewesen brauchen wir bioaktive Stoffe für die Interaktion mit dem Außen: Sie dienen als Mittel zur Kommunikation mit der Umwelt und als Schutz vor äußeren Stressoren.

Pilze bestehen zu rund 90 Prozent aus Wasser. Alle Nährstoffe sind in den restlichen zehn Prozent enthalten, und die belaufen sich vorrangig auf Ballaststoffe und ein bisschen Eiweiß.

Wichtig: Frische Pilze liefern im Durchschnitt nur 350 kcal pro Kilogramm. Nährstoffangaben, die sich auf Trockenpilze (= Trockenmasse) beziehen, dividiert man durch 10, um den Nährstoffgehalt von Frischpilzen zu ermitteln. Die Angaben auf die Trockenmasse zu beziehen, ist gerade bei Wildpilzen sinnvoll, weil der Wassergehalt je nach Wetterbedingungen stark schwankt.

Proteine

Mit einem Proteingehalt von nur zwei bis fünf Prozent sind Frischpilze mit Kuhmilch zu vergleichen. Jedoch ist das Protein in Pilzen (wie das in Pflanzen) schwer zugänglich: Es ist durch Ballaststoffe gebunden, während das der Milch frei verfügbar ist. Durch Zerkleinern, Kochen und gutes Kauen lässt sich die Verfügbarkeit der Pilz-Proteine (und aller anderen Nährstoffe) stark verbessern. Steinpilz, Austernseitling und Champignons enthalten relativ viel und auch hochwertiges Eiweiß mit allen unentbehrlichen (essenziellen) Aminosäuren.

Fette

Das bisschen Fett in Pilzen (nur wenige Prozent in der Trockenmasse) darf als hochwertig bezeichnet werden: Es sind vor allem ungesättigte, größtenteils mehrfach ungesättigte Fettsäuren vertreten. Letztere brauchen wir dringend, aber nur in kleinen Mengen, sodass Pilze hier durchaus einen Beitrag leisten können.

Kohlenhydrate

Neben Wasser bestehen frische Pilze vor allem aus Kohlenhydraten, vorrangig aus dem unverdaulichen Chitin: ein Polysaccharid (= komplexes Kohlenhydrat), aus dem die Zellwände aufgebaut sind. Stärke – das einzige pflanzliche Polysaccharid, das für uns Menschen verwertbar ist – kommt in Pilzen so gut wie gar nicht vor. Auch Einfachzucker (Glucose, Fructose, Ribose u. a.) und

Zweifachzucker (Trehalose, Haushaltszucker u. a.) sind nur in geringen Mengen enthalten. Vermehrt wird der Zuckeralkohol Mannitol gefunden. Er wird insulinunabhängig verstoffwechselt, was Diabetikern zugutekommt. Mannitol wirkt leicht entwässernd, blutreinigend und blutdrucksenkend.

Die Kohlenhydrate der Pilze liefern also kaum Energie, sondern erfüllen ganz andere, komplexere Funktionen, die im Kapitel »Pilze in der Hausapotheke« auf Seite 38 ff. näher beschrieben werden.

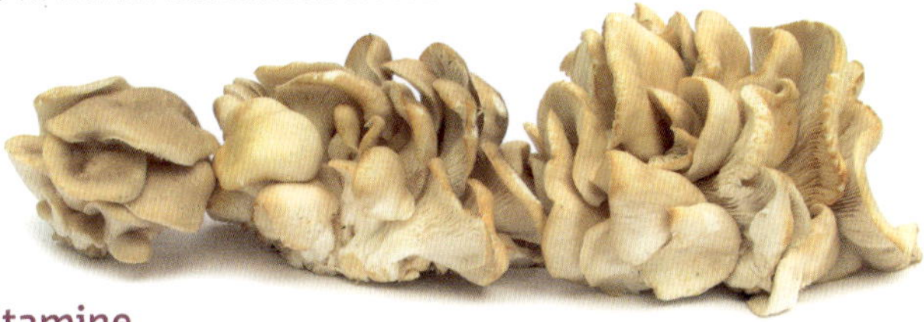

Vitamine

Die Vitamingehalte in Pilzen schwanken stark je nach Pilzart. Viele sind gute Quellen für Provitamin A (β-Carotin), etwa der Pfifferling. Alle sind sehr gute Quellen für verschiedene B-Vitamine, hier fallen Austernseitling, Champignon und Pfifferling auf.

Vitamin B_{12} wird nur von bestimmten Mikroorganismen gebildet, und – als einzigem Pilz – in geringer Menge vom Champignon. Auch Vitamin C findet sich kaum in Pilzen, mit Ausnahme des Schopftintlings.

Herausragend ist jedoch das Vitamin D. Hieran leidet die Durchschnittsbevölkerung sehr häufig Mangel. Die Versorgung über die Nahrung ist schwierig, weil es wenig

Vitamin-D-reiche Lebensmittel gibt. Wir können es zum Teil selbst produzieren (übrigens aus Cholesterin!). Doch die körpereigene Produktion lässt sehr zu wünschen übrig: Sie erfolgt bei UV-Einstrahlung in den Hautzellen (deshalb wird es auch »Sonnenhormon« genannt), doch die Sonnenexposition in Mitteleuropa ist einfach zu gering. Im Winter kommt die Produktion zum Stillstand. Gute Vitamin-D_2-Quellen sind Champignons, Steinpilze, Austernpilze und Morcheln. Auf Zuchtpilze trifft das nur dann zu, wenn sie mit UV-Licht bestrahlt werden (→ Seite 57).

Mineralstoffe und Spurenelemente

Pilze sind ideale Mineralstofflieferanten: Natrium, das in unserer Ernährung im Übermaß vorkommt, enthalten sie wenig. Gut vertreten sind dagegen Kalium, Phosphor und Eisen sowie die Spurenelemente Kupfer, Zink und Selen.

Ballaststoffe

Wie bereits erwähnt, besteht die Zellwand der Pilze nicht – wie die der Pflanzen – aus Cellulose, sondern aus Chitin. Beide sind Kohlenhydrate, und beide sind Ballaststoffe, also gleichermaßen unverdaulich. Warum gerade bei Pilzen immerfort auf ihre unverdauliche Zellwand hingewiesen wird, ist nicht nachvollziehbar. Ballaststoffe sind für die Darmgesundheit von immenser Bedeutung (→ Seite 27, 40).

INFO

TIERISCHER BALLAST

Chitin kommt – außer in Pilzen – nur noch im Tierreich vor: in der Hülle von Insekten, Spinnen, Würmern und Krebsen.

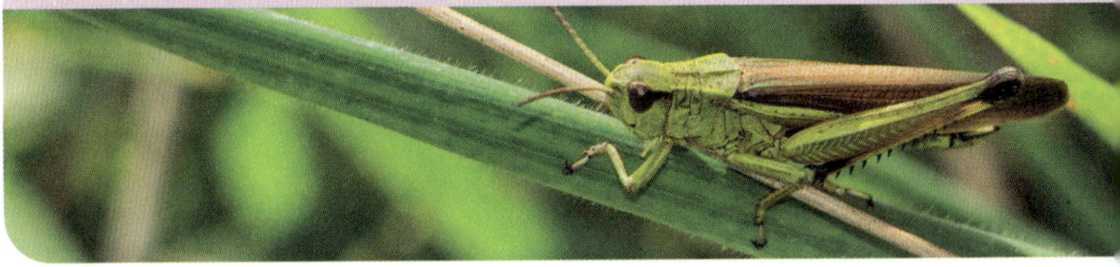

Verdaulichkeit von Pilzen

Der hohe Ballaststoffanteil macht Pilze einerseits so wertvoll, andererseits ist er daran schuld, dass die Nährstoffe schwer verwertbar sind. Genau wie bei pflanzlicher Kost gilt: In der Küche gut zerkleinern und am Esstisch gründlich kauen. Bei Pilzen ist noch ein Kochvorgang vonnöten. So lassen sich die Zellwände öffnen und die Nährstoffe verfügbar machen. Eine Garzeit von 5 bis 10 Minuten ist in der Regel ausreichend. Manch einem können Pilze auf den Magen drücken – was auch mit zu langem Braten in zu viel Fett zusammenhängen kann.

Gefahren des Pilzverzehrs

So groß und gesund das Vergnügen des Pilzverzehrs auch ist, birgt er auch ein paar Gefahren. Deshalb sollte man beim Genuss von Pilzen unbedingt auf einige Dinge achten.

Pilze roh essen?

Grundsätzlich nicht! Die meisten Pilzarten sind roh schlicht giftig. Von einigen – etwa Champignon, Austernpilz, Steinpilz und Samtfußrübling – heißt es immer wieder, der Rohgenuss sei unbedenklich. Das gilt jedoch höchstens für kleinste Mengen, und auch diese sollten zumindest blanchiert werden.
Die verantwortlichen »kritischen« Substanzen sind, wie alle Inhaltsstoffe, in Wildpilzen tendenziell höher konzentriert als in Kulturpilzen. Darunter Hämagglutinine, die die Blutverklumpung fördern, oder Hämolysine, die die roten Blutkörperchen zum Platzen bringen. Sie werden durch Kochen zuverlässig zerstört.
Sogar gegarte Speisepilze können noch Verdauungsbeschwerden verursachen; die individuelle Verträglichkeit variiert von Mensch zu Mensch. Die Betroffenen können dem nur durch langsame Gewöhnung oder durch Pilzverzicht begegnen.

Pilze und Alkohol

Übermäßiger Alkoholkonsum während einer Pilzmahlzeit kann kritische und sogar harmlose Substanzen so stark in Lösung bringen, dass es zu Beschwerden kommt. In Verbindung mit dem – eigentlich ungiftigen – Grauen Faltentintling beispielsweise reichen jedoch schon kleine Mengen Alkohol, um das Coprinus-Syndrom auszulösen – sogar bei einem Zeitversatz von mehreren Tagen (→ Seite 134).

Giftige Pilze

In der Ökologie des Waldes vollziehen Pilze den Übergang vom Leben zum Sterben. Eine ähnliche Positionierung ist auch beim Kochen mit Pilzen nicht von der Hand zu weisen, wie die Jahr für Jahr vorkommenden Pilzvergiftungen beweisen.
In unseren Breiten gibt es unter all den vielen bisher erfassten Pilzarten nur 20 tödlich giftige, diese sollte man sich gut einprägen. Bleiben noch etwa 200 minder giftige und viele ungenießbare Arten, deren Fruchtkörper zu bitter, zu scharf, zu klein oder einfach holzig sind. In neun von zehn tödlichen Pilzvergiftungsfällen war es übrigens ein Grüner Knollenblätterpilz. Jede Vergiftung lässt sich vermeiden, wenn man genau hinschaut, aufmerksam tastet, schnuppert und riecht – und beim geringsten Zweifel auf die Mahlzeit verzichtet. Zuverlässige Auskunft geben die offiziellen Pilzberatungsstellen oder Pilzvereine (→ Seite 155 ff.). Es gibt keine tödlich giftigen Röhrenpilze, jedoch einige minder giftige.

»Falsche« Pilzvergiftungen

Sofern eine Vergiftung »falsch« sein kann: Sie ist es dann, wenn nämlich der Pilz selbst gar nichts dafür kann, sondern die Beschwerden durch verdorbene, überalterte, ungekochte oder schimmlige Pilze ausgelöst wurden. Denn selbst ein Pilz kann von Schimmelpilzen befallen werden! Zu erkennen ist das am »Pilzrasen«: ein samtigfilziger Belag, meist bläulich, gräulich, weiß oder fleckig.

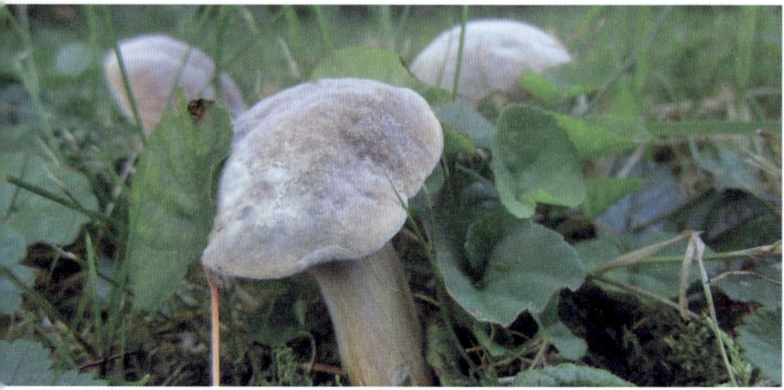

Schimmlige Pilze: Starkblauende Röhrlinge mit dem äußerst giftigen Goldschimmel

Besonders auffällig ist das auf der Hutunterseite. Wenn anstelle von Lamellen oder Poren ein solcher Belag zu sehen ist, werfen Sie die Pilze weg.

Pilzallergien und Unverträglichkeiten

Bei Pilzallergien handelt es sich fast immer um Allergien gegen Schimmelpilze. Allergien gegen Speisepilze sind eher selten, wenn auch – wie Allergien generell – im Zunehmen begriffen. Eine Pilzunverträglichkeit (Intoleranz) richtet sich meist gegen den pilztypischen Zweifachzucker Trehalose (→ Seite 29). Zur Verdauung der Trehalose brauchen wir das Enzym Trehalase. Sehr wenige Menschen haben einen Mangel an diesem Enzym. Bei ihnen bleibt die Trehalose unverdaut, und es kommt zu massiven Verdauungsbeschwerden.

Umweltgifte und Radioaktivität

Pilze stehen in dem Ruf, Strahlung und Giftstoffe in besonderem Maße zu speichern. Damit tut man ihnen – zumindest teilweise – unrecht.

- Schwermetalle: Schwermetalle wie Blei und Quecksilber werden von manchen Pilzen angereichert, wenn sie auf belasteten Böden wachsen; die Cadmium-Belastung scheint standortunabhängig zu sein. Mit Ausnahme der gilbenden Champignon-Arten reichern die meisten Wildpilze jedoch weniger Cadmium an als Kräuter oder Blattgemüse. Weiter sind die Quecksilber-Werte oft erhöht, vor allem in Steinpilzen. Die regionalen Gegebenheiten lassen sich bei den lokalen Pilzsachverständigen erfragen. Baumpilze dürften kaum betroffen sein, da die Bäume tief im Boden wurzeln, die Schwermetallbelastung aber in den oberen Bodenschichten am höchsten ist. Selbiges gilt für die Strahlenbelastung (→ Seite 36 f.).

  Fernab von Industrie und Verkehr kann man davon ausgehen, dass die entgiftende Wirkung den Schadstoffgehalt überwiegt. Im Darm bleiben außerdem eventuelle Schwermetalle an die Ballaststoffe der Pilze teilweise gebunden und werden sofort wieder ausgeschieden. Übrigens ist unklar, ob Schwermetalle aus dem Darm überhaupt vom Körper aufgenommen werden können. Wirklich hoch ist hingegen die Aufnahme aus der Atemluft, etwa im städtischen Bereich oder beim Rauchen.

- Radioaktivität: Seit dem Reaktorunglück im ukrainischen Tschernobyl 1986 sind auch hier im Westen die Pilze zum Teil immer noch »verstrahlt«. Vor allem der Süden Bayerns ist betroffen. Die Werte sind aber inzwischen zurückgegangen. Erhöhte Cäsium-Werte werden in Bodenpilzen wie Semmelstoppelpilz, Rotfußröhrling, Reifpilz und Trompetenpfifferling gemessen. Durchweg negativ fällt der Maronenröhrling auf, auf den man bis auf Weiteres besser verzichtet. Parasole gelten als unbelastet, Ähnliches gilt für Steinpilze. Genaue regionale Auskünfte geben die Sachverständigen der lokalen Pilzberatungsstellen und Pilzvereine sowie in Österreich das Umweltbundesamt.

Die Gesundheitsorganisationen empfehlen, im Jahresdurchschnitt höchstens etwa 250 Gramm Wildpilze pro Woche zu verzehren, um im gesundheitlich unbedenklichen Bereich zu bleiben. Dasselbe gilt im Übrigen auch

Nicht nur Füchse übertragen Bandwürmer.

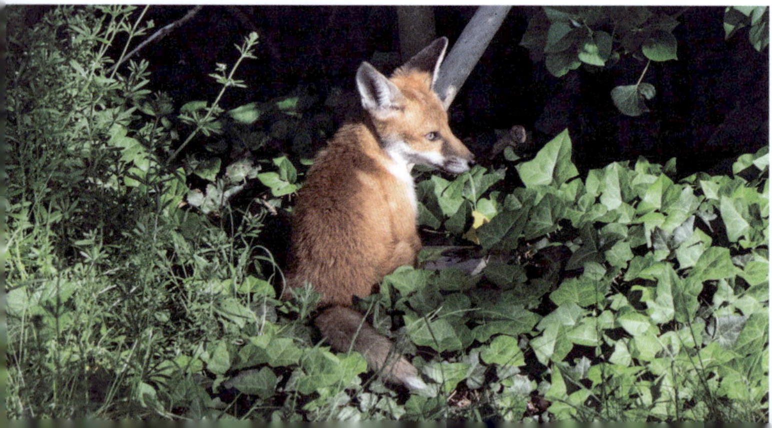

für Wildbret: Insbesondere Wildschweinfleisch sollte man nicht allzu häufig zu sich nehmen, da Wildschweine besonders gern in den obersten Bodenschichten nach Pilzen wühlen und sie zu sich nehmen.

Fuchsbandwurm auf Pilzen

Der Fuchsbandwurm ist ein Parasit, der im Körper seines Wirtes tumorähnliche Zysten bildet, in denen die Larven heranwachsen und die früher oder später zum Tod führen. Der Mensch ist manchmal Fehlzwischenwirt. Kommt es zu einer Infektion, ist diese zwar lebensbedrohlich, jedoch kein sicheres Todesurteil mehr.
Die Infektion erfolgt jedoch nicht über die Nahrung, sondern durch Einatmen der staubfeinen Eier. Isst man sie mit, werden sie wieder ausgeschieden. In Deutschland gilt die »Echinokokkose« als Berufskrankheit der Landwirte, da sie beim Pflügen oder beim Heumachen Staub aufwirbeln. Sie erkranken öfter als Forstwirte. Ferner erkranken Hunde- und Katzenbesitzer öfter als Kräutersammler.
Die Eier werden außer von Füchsen auch von anderen Wild- und Haustieren abgesetzt, und zwar nicht nur im Wald, sondern auch in Gärten und auf Feldern. Dass es dennoch zu so wenigen Infektionsfällen kommt (in Deutschland 40 bis 90 pro Jahr), zeugt von der geringen Übertragungswahrscheinlichkeit. Die Eier werden durch Kochen (ab 60 °C) zerstört, durch Einfrieren jedoch nicht: Sie sind bis minus 80 °C frostresistent.

Pilze in der Hausapotheke

Das Wissen vom Heilen mit Pilzen, die sogenannte Mykotherapie, lässt sich über Jahrtausende zurückverfolgen. Es gab keine Kultur, in der Pilze nicht zum Heilen verwendet wurden. In allen frühesten schriftlichen Aufzeichnungen wurden Pilze als Heilmittel angeführt. Schon der Gelehrte Plinius der Ältere (23–79 n. Chr.) erwähnte die Heilkraft der Pilze. Sogar Tiere kennen sich damit bestens aus: Die Rentiere in Lappland legen weite Strecken zurück, um Fliegenpilze zu fressen – und vermutlich nicht nur als Nahrung (→ Seite 22).

Begriffsverwirrung

Heilpilz, Vitalpilz, Medizinalpilz, Gesundheitspilz – vier Bezeichnungen mit derselben Bedeutung.

INFO

JAHRHUNDERTEALTE HEILKRAFT

Der Lärchenschwamm *(Laricifomes officinalis)* war jahrhundertelang der Wichtigste aller Heilpilze. Er ist der Einzige, dessen schriftliche Quellen bis in die Antike zurückreichen. In den alten Schriften hieß er Agarikon oder auch Chirurgenpilz. Weil er aber heute in Europa ganz oben auf der Liste der bedrohten Pilzarten steht, kann er in diesem Kompakt-Ratgeber nicht empfohlen werden. Neben den in diesem Buch genannten wurden noch viele weitere Pilze zu Heilzwecken verwendet, z. B. Hirschtrüffel, Anistramete, Fliegenpilz, Satanspilz, Stinkmorchel oder Riesenbovist.

Das Wirkspektrum der Pilze

Neben den weitverbreiteten Nährstoffen, die zur Heilwirkung beitragen, sind vor allem zwei Gruppen von Wirkstoffen in Pilzen einzigartig: ihre Polysaccharide und ihre Triterpene. Ihr Wirkungsspektrum lässt sich grob umreißen mit antientzündlich, antioxidativ, antitumoral und keimhemmend (Bakterien, Viren, Pilze). Organisch sind die Wirkungen vor allem – aber nicht nur – im Immunsystem, im Verdauungstrakt und im Herz-Kreislauf-System zu verorten. Dabei fällt auf, dass derselbe Pilz oft gegensätzliche Wirkungen in sich vereint: etwa schlaffördernd und anregend oder immunaktivierend und immunberuhigend (bei Allergien). Sie wirken »adaptogen«, also ausgleichend.

INFO

EINZIGARTIGE LEISTUNG

Pilze besiedeln in der Natur eine unwirtliche Nische: Ihr Lebensraum ist schattig, feucht und von Bakterien, Viren und Tieren bevölkert. Nur durch die Produktion stark keimhemmender Inhaltsstoffe können sie überleben. Und nur Pilze können das Lignin im Holz abbauen und die typischen Inhaltsstoffe ihrer Wirtsbäume aufnehmen, zu denen sie ihre eigenen hinzufügen. Pilze bilden also Stoffe, die sonst nirgends vorkommen.

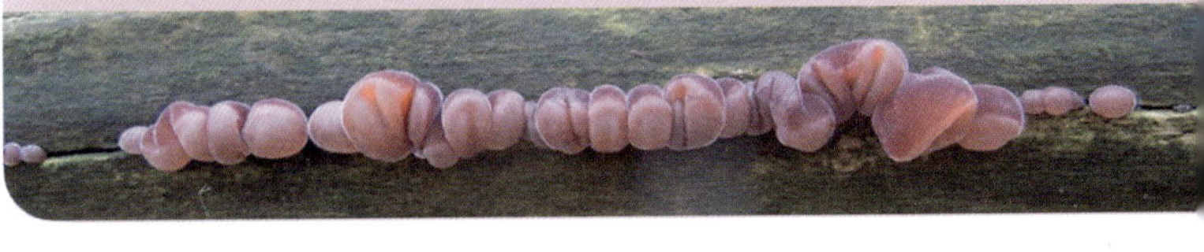

Wirkung durch Kohlenhydrate

Die wichtigsten Polysaccharide der Pilze sind die β-Glucane (Beta-Glucane), sogenannte Vielfachzucker, die ausschließlich aus Glucosemolekülen bestehen. Es handelt sich um lange verzweigte Ketten, manche wasserlöslich, manche fettlöslich. Für uns sind sie unverdaulich, also Ballaststoffe. Für unsere Darmbakterien aber sind sie Nahrung. Sie verdauen sie zu Bruchstücken, die unsere Darmschleimhaut nähren und indirekt das Immun- und andere Systeme beeinflussen. Besonders gut vertreten sind sie in Austernseitling, Judasohr und Samtfußrübling.

- Verdauung: sättigend, verbesserte Darmperistaltik, verringerte Aufnahme von Schadstoffen
- Herz-Kreislauf-System: bei Bedarf cholesterin- und blutzuckersenkend
- Immunsystem: virenhemmend
- Tumorbekämpfung: Hemmung der Blutversorgung des Tumors, Hemmung von Metastasen, Aktivierung der Apoptose (→ Seite 42)
- Zudem: entzündungshemmend, Schutz der Nervenzellen, Hautschutz

Wirkung durch Terpene

Terpene sind besonders häufig in harten Baumpilzen anzutreffen. Auch im Pflanzenreich sind sie weitverbreitet, dort als Baustein der ätherischen Öle. Eine wichtige Untergruppe sind die sogenannten Triterpene, sie haben ein breites Wirkungsspektrum. Reich an Triterpenen sind etwa der Rotrandige Baumschwamm und alle Lackporlinge.

- Herz-Kreislauf-System: herzstärkend, bei Bedarf cholesterin- und blutdrucksenkend
- Immunsystem: virenhemmend, immunmodulierend
- Tumorbekämpfung: Kontrolle der Zellteilung
- Zudem: leberschützend, schmerzstillend

Wirkung durch Antioxidantien

Diese zellschützenden Stoffe kommen in Pilzen in großer Menge und mit außerordentlich hoher Kapazität vor. Wichtige Pilz-Antioxidantien sind Ergothionein und Polyphenole. Sie gelten als »Rostschutz«: Durch die Abwehr sogenannter freier Radikalen bewahren sie Zellen und Gewebe vor Zerstörung durch Oxidation und schützen vor Folgeerkrankungen wie Krebs, Diabetes, Arteriosklerose oder Alzheimer. Antioxidantien hemmen außerdem stille Entzündungen, die heute als Mitverursacher chronischer Erkrankungen gelten.

Wirkung durch Bitterstoffe

Einige der genannten Wirkstoffe zählen gleichzeitig zu den Bitterstoffen. Unsere heutige Ernährung ist über weite Strecken bitterfrei, und bitterstoffreiche Pilze sind ungenießbar. Sie werden zu Tees und anderen Heilmitteln verarbeitet, etwa der Birkenporling, die Lackporlinge und andere holzige Baumpilze.

Bitterstoffe bilden den Startschuss zur Sekretion aller Verdauungssäfte, vom Speichel über die Galle bis zum Sekret der Bauchspeicheldrüse. Sie sind die Grundlage der Darmgesundheit, folglich einer guten Nährstoffversorgung und damit der allgemeinen Gesundheit.

Pilze in der Krebstherapie

Pilze sind kein Wundermittel gegen Krebs. Sie wirken nicht direkt auf Krebszellen ein, sondern setzen an einem anderen Punkt an: am Immunsystem. Sie verbessern die gesamte »Immunkompetenz«. Dadurch werden eine außer Kontrolle geratene Zellteilung oder untypische äußere Zellmerkmale schneller und sicherer erkannt und auf mehreren Ebenen unterbunden. Zum Beispiel wird die Neubildung von Blutgefäßen (Angiogenese), die der Tumor zu seiner Versorgung braucht, effektiver verhindert. Oder es wird bei entarteten Zellen der Selbstmord-Mechanismus (Apoptose) ausgelöst. Auch kann die Einnistung gestreuter Krebszellen (Metastasenbildung) gehemmt werden.
Die wichtigste Funktion im Rahmen einer Krebstherapie erfüllen Pilze als Entgifter. Sie regen Leber und Niere an, damit toxische Substanzen nicht länger als nötig im Umlauf bleiben. Sie beschleunigen die Behebung der Kollateralschäden, die bei Chemo- und Strahlentherapie in Kauf genommen werden, und schützen so alle beteiligten Organsysteme. Sie helfen dem Körper, sich selbst zu helfen. Sie können die Nebenwirkungen (Appetitlosig-

keit, Müdigkeit, Ängste, Schmerzen) drastisch verringern und somit die körperliche und psychische Verfassung der Betroffenen erheblich verbessern. Und wie man weiß, hat das seelische Wohlbefinden eines zuversichtlichen

INFO

GEFAHREN UND KONTRAINDIKATIONEN

»Hilft's nix, schadet's auch nix«, ist bei Heilpilzen wie bei Heilkräutern ein riskanter Ansatz. Bevor man sich (oder Angehörige) selbst »therapiert«, muss man sich genau über mögliche Nebenwirkungen informieren. Zwar wirken Pilze fast immer adaptogen, aber eben nicht immer. So steuert das Judasohr zwar der Einnistung gestreuter Krebszellen entgegen, kann aber genauso bei Kinderwunsch und im Frühstadium einer Schwangerschaft die Einnistung gefährden. Auch in Verbindung mit Herz-, Schilddrüsen- oder Blutdruckmedikamenten kann es zu unerwünschten Nebenwirkungen kommen.

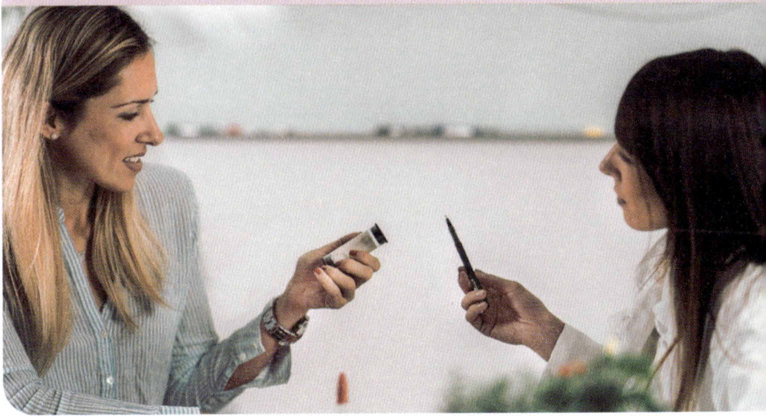

Patienten einen positiven Effekt auf den Krankheitsverlauf. Pilze heilen keinen Krebs, können aber einen großen Unterschied in der Lebensqualität bewirken und den Therapieverlauf günstig beeinflussen.

Mykotherapie versus westliche Medizin

Die westliche Medizin steht der Mykotherapie äußerst skeptisch gegenüber. Ungeachtet der inzwischen recht guten Studienlage wird der Pilzheilkunde die wissenschaftliche Basis teilweise immer noch abgesprochen, die über Jahrhunderte dokumentierten Erfolge der fernöstlichen Medizintraditionen bleiben unberücksichtigt. So ist bis heute in Europa das Wissen über Heilkräuter weitverbreitet, das Wissen über Heilpilze jedoch nicht. Die meisten wissenschaftlichen Studien basieren auf Tierversuchen oder auf In-vitro-Studien – also Tests im Reagenzglas. Doch gibt es mittlerweile auch immer mehr klinische Studien, also Studien mit erkrankten Menschen.

Leidenschaft Pilzesammeln

Das Sammeln liegt uns allen im Blut. 10 000 Jahre Sesshaftigkeit haben nichts daran geändert, dass wir über das komplette Sensorium verfügen, um unsere Nahrung in der Natur zu suchen. Ohne Übertreibung ist das Sammeln an sich Balsam für die Augen, den Bewegungsapparat, das seelische Gleichgewicht und das Immunsystem. Sammeln bedeutet Selbstbestimmtheit, es trägt bei zur Ernährungssouveränität, indem es uns ein Stück weit davon unabhängig macht, was im Handel angeboten wird.

Pilze finden

Die Chance auf einen Pilzfund ist in alten bzw. altersdurchmischten Wäldern größer, denn verschiedene Pilze stellen ganz unterschiedliche Standortansprüche. Einige besiedeln nur große, alte Bäume – die es allerdings immer seltener gibt, sodass auch die entsprechende Pilzart gefährdet ist, wie z. B. der Lärchenschwamm (→ Seite 38, 75). Die gezielte Suche nach einer einzelnen Pilzart kann frustrierend sein. Bleiben Sie lieber offen für das, was kommt! Es wäre schade, etwas Interessantes zu übersehen, weil der Blick auf etwas ganz Bestimmtes eingestellt ist. Pilzesammeln setzt einige Kenntnisse voraus, die man erwerben kann, etwa indem man gute Pilzbücher liest, an Pilzexkursionen teilnimmt und beim Spazierengehen die Augen offen hält.

Pilze sicher erkennen

Zu dumm, wenn man beim Pilzesuchen sein leibliches Wohl aufs Spiel setzen würde, weil man nicht genau hinschaut. Der Umgang mit Pilzen ist die reinste Wahrnehmungsschulung. Die Gesamtheit alles Wahrnehmbaren – vom Standort über Optik, Konsistenz und Geruch bis hin zum Geschmack – fließt in die Bestimmung mit ein, bewusst oder unbewusst: Man findet einen Pilz und hat eine Idee, was das sein könnte. Man beginnt bei den grundlegendsten Fragen: Wo bin ich hier, welche Jahreszeit haben wir? Und was sind das für Bäume rund um mich herum? Diese Merkmale werden in jedem guten Pilzbuch beschrieben.

Jetzt wird es schon detaillierter:

- Welche Farbe hat die Huthaut, ist sie matt, glänzend, schleimig oder rissig? Trägt sie Flocken, wenn ja, lassen sie sich verwischen?
- Sind an der Unterseite Poren oder Lamellen zu sehen? Im Fall von Lamellen: Sind sie brüchig oder elastisch?
- Wie riecht der Pilz?
- Ist der Hut brüchig oder zäh? Verändern sich bei Verletzung Farbe und Geruch?
- Ist der Stiel (so es einen gibt) kurz oder lang, dünn oder dick, knollig oder gerade? Ist er gemustert? Wenn ja: gestreift, genetzt oder geflockt? Bricht der Stiel fasrig oder mürbe, oder ist er zäh und federt zurück?
- Kann man gefährlich giftige Arten vorab ausschließen, kommt noch der Geschmack hinzu: Ist er brennend

oder bitter, scharf und milder werdend – oder umgekehrt? Schmeckt er seifig, obstig oder fein-nussig? Die möglichen Sinneseindrücke ließen sich endlos fortführen, ihre Vielfalt ist überwältigend. Jeder einzelne kann nützlich sein, und jeder einzelne aktiviert und trainiert unsere Sinne. Es gibt Sammler, die meinen, ein Speisepilz sei daran zu erkennen, dass er gut riecht und schmeckt. Oder daran, dass er von Rehen oder Käfern gefressen wird. Kein Wunder, dass es immer wieder zu Pilzvergiftungen kommt. Mehr dazu lesen Sie im Kapitel »Gefahren des Pilzverzehrs«, Seite 31 ff. Verwenden Sie nur, was Sie zweifelsfrei erkennen:

- Standort und Jahreszeit beachten
- Unterseite der Pilzhüte genau betrachten
- Alle Sinne einsetzen
- Konsistenz beachten, reiben und riechen

Wichtig: Pilze, die Sie zur Bestimmung mit nach Hause nehmen, separat transportieren. Bruchstücke giftiger Pilze könnten die essbaren vergiften.

INFO

GESCHMACKSTEST AM FUNDORT

Auch der Geschmackssinn kann beim Erkennen helfen. Doch dabei gilt: Nur kleine Mengen kosten, bis zu einer Minute einspeicheln und wieder ausspucken. Und nur, wenn stark giftige Pilzarten ausgeschlossen werden können!

Sporenanalyse

Bei einer sicheren Pilzbestimmung hilft das Mikroskopieren der Sporen, die extrem vielgestaltig sind. Allerdings ist dazu ein gutes Mikroskop nötig. Bei Bedarf übernehmen offizielle Pilzauskunftsstellen die mikroskopische Analyse (→ Seite 155 f.).

Pilz-Apps im Test

Pilzbestimmungs-Apps können anhand von Fotos helfen, Pilze zu identifizieren. Ein gewisses Pilz-Know-how ist aber nötig, um sich nicht in die Irre führen zu lassen, denn verlassen sollte man sich nicht darauf. Für Anfänger wäre es grob fahrlässig, sich auf Leben und Tod einer App anzuvertrauen.

Sammeln versus Naturschutz

Pilze sind, wie wir inzwischen wissen, unglaublich wichtig für den Wald, auch die giftigen. Darum dürfen sie nicht zerstört und nicht »übersammelt« werden. Denn auch wenn die Fruchtkörper »nur« die Früchte der Pilze sind, braucht sie der Pilz zur Verbreitung und Fortpflanzung. Lassen Sie daher alte Fruchtkörper, die womöglich schon verdorben sind, im Wald. Ebenso ganz junge Fruchtkörper, die Ihnen mengenmäßig nicht abgehen und stattdessen im Wald groß werden und aussporen (»sporulieren«) können. Und vielleicht gibt es dann ein wenig später noch eine zweite Ernte. Einige populäre Arten stehen unter Schutz, etwa Stein-

pilz, Rotkappen und Pfifferling. Von ihnen dürfen pro Person und Tag je nach Region höchstens ein bis zwei Kilogramm gesammelt werden.
Grundsätzlich darf man in jedem Wald Pilze sammeln, auch im Landschaftsschutzgebiet. Ausnahmen sind Naturschutzgebiete, Kernzonen von Biosphärenparks und Naturparks sowie eingezäunte Gebiete. Die Sammel- und Schutzbestimmungen bei Pilzen sind sehr komplex. Hier sei auf die Links der verschiedenen Einrichtungen im Anhang verwiesen (→ Seite 155 f.).

ZUSAMMENFASSUNG

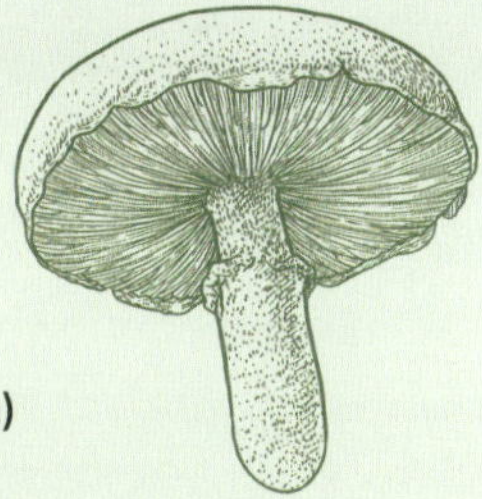

- **Nur bekannte Pilze sammeln**
- **Nur frische Pilze mitnehmen**
- **Nur wenige Pilze sammeln (mehr stehen lassen als mitnehmen)**
- **Keine alten und keine ganz jungen (Merkmale noch nicht voll entwickelt) Pilze mitnehmen**

Sammeltechnik bei Mykorrhizapilzen

Herausdrehen oder abschneiden – das ist hier die Frage! Dem Pilz ist das egal, es sei auf den Apfelbaum verwiesen, dem es auch egal ist, wie seine Äpfel gepflückt werden. Zur Identifizierung der Pilzart muss der Fruchtkörper vollständig entnommen werden, inklusive etwaiger Hyphen, die eventuell noch am Stielgrund

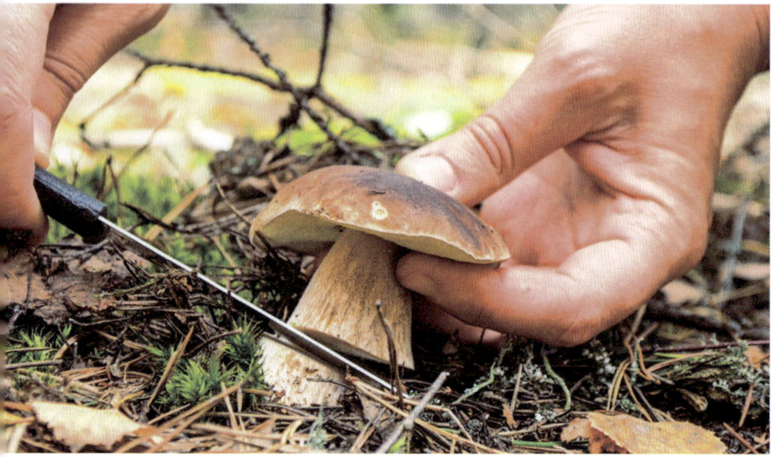

Abschneiden oder herausdrehen?

hängen bleiben. Ist die Art eindeutig bestimmt, ist das Abschneiden praktischer, damit der Fund nicht mit Erde verunreinigt wird. Eines ist dem Pilz jedoch nicht egal: Austrocknung. Sollte eine Grube entstanden sein oder sogar Mycel freiliegen, geben Sie Erde darauf.

Sammeltechnik bei Baumpilzen

Weichere oder zähe Hüte (Trameten oder Birkenporling) lassen sich abbrechen oder abziehen, eventuell mit einer Drehbewegung.

Harte Baumpilze stellen uns vor ganz andere Herausforderungen: Pilze mit Mycelialkern (→ Seite 153) sind meist mit einem Fußtritt oder einem Stockhieb zu ernten, ansonsten hilft eine kleine Säge. Bei Feuerschwämmen ist mehr Engagement gefragt: Sie haben keinen Mycelialkern, da bleibt der Fuchsschwanz schon mal stecken. Hier hilft eine Bogensäge.

Der Heimtransport

Transportieren Sie weiche Pilze locker und luftig. Verwenden Sie keinesfalls Plastikbehälter! Da Pilze Feuchtigkeit absondern, würden sie sonst bald im eigenen »Saft« verderben. Besser geeignet sind Papiertüten und Körbe.

Die richtige Sammelzeit

Die klassische »Schwammerlzeit« ist der Herbst. Dabei wachsen Pilze das ganze Jahr! Es gibt jene, die mehrjährige Fruchtkörper bilden und zudem ausgesprochene »Winterpilze«, die auch oder nur im Winter fruktifizieren (Fruchtkörper bilden).

Pilze kaufen

Wer seinen Pilzkenntnissen nicht vertrauen kann oder will, oder wenn gerade keine Pilze zu finden sind oder schlicht die Zeit fehlt, bekommt man sie Gott sei Dank auch im Geschäft. Zwar haben Zuchtpilze nicht unbedingt die gleiche hohe Nährstoffdichte, aber doch ihre Berechtigung. Da sie auf »Abfällen« bzw. Nebenprodukten kultivierbar sind, ist ihr ökologischer Fußabdruck gering. Sie verbrauchen keine Ackerflächen und ernähren sich – im Gegensatz zu Tieren in Massenproduktion –

nicht von Getreide, Erbsen und anderen Lebensmitteln, die uns dann fehlen, sondern von Holz, Stroh oder Kaffeesatz. Wie gut die Flächen- und Klimabilanz tatsächlich ausfällt, hängt vom Hersteller ab. Beim Pilzkauf sollte man auf das Herkunftsland achten: Bei Importware aus Osteuropa wurden mitunter erhöhte Spritzmittelrückstände gemessen; von Speisepilzen aus Asien ist überhaupt abzuraten. Abgesehen von der schlechten Klimabilanz durch den weiten Transport ist die Produktionsweise nicht nachvollziehbar, vor allem getrocknete und zerkleinerte Ware kann mit Streckmitteln versetzt sein. Bei Nahrungsergänzungsmitteln aus Pilzen (Pulver und Extrakten) aus europäischer Produktion ist der biologische Anbau inzwischen Standard. Achten Sie auf Gütesiegel, auf Anfrage muss ein Zertifikat erhältlich sein.

Pilze verarbeiten und lagern

Fragen der Reinigung, der Lagerung und der Verarbeitung sind für die Heilmittelherstellung und für die Küche gleichermaßen relevant.

Pilze reinigen – nass oder trocken?

Das Reinigen der Fundstücke beginnt schon im Wald: Bevor man sie einpackt, schneidet man die erdige Stielbasis ab und entfernt eventuell anhaftende Pflanzenteile mit der Pilzbürste.

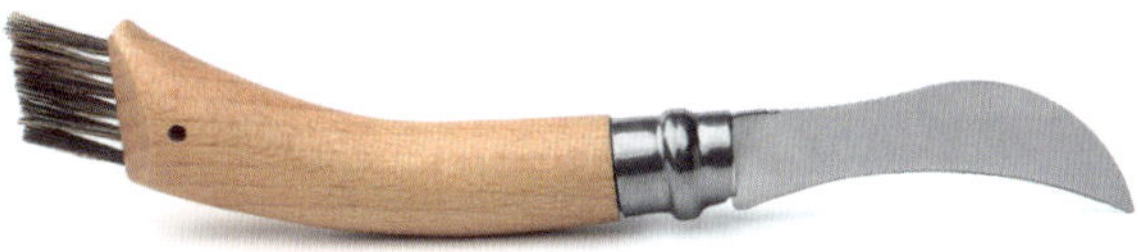

Putzen gleich beim Sammeln: ein Messer mit integrierter Bürste

Beim Säubern von Pilzen sollte man mit Wasser so zurückhaltend sein wie möglich. Oft wird empfohlen, sie nur trocken zu reinigen, um keine Geschmackseinbußen zu riskieren. Manche gehen sogar so weit, anstelle des Waschens ganze Teile zu entfernen, nämlich Huthaut, Röhren- und Lamellenschicht – was mit Sicherheit massivere Geschmackseinbußen mit sich bringen würde. Manche Pilze bekommt man ohne Waschen einfach nicht sauber, und die meisten leiden gar nicht unter der Waschung. Bei Röhrlingen kann man darauf achten, sie

nur von oben zu spülen – die Unterseite ist in der Regel ohnehin nicht verschmutzt. Man wäscht sie möglichst rasch und tupft sie anschließend trocken.
Im Endeffekt kommt es darauf an, was man mit ihnen vorhat: Werden sie unmittelbar nach dem Reinigen gekocht und verspeist, können sie gewaschen werden; will man sie trocknen und lagern oder in Öl einlegen, dürfen sie nicht nass werden. Für solche Anwendungen braucht man eben junges und sauberes Pilzmaterial.

INFO

BLANCHIEREN

Bestimmte Pilzarten können in kleinen Mengen roh gegessen werden. Was in Bodennähe – womöglich in der Humusschicht – gesammelt wurde, sollte jedoch aus hygienischen Gründen zumindest blanchiert werden. Dazu die unzerkleinerten Pilzhüte in einen Topf mit kochendem Wasser geben und nach einigen Sekunden durch ein Sieb abgießen. Kleine Mengen können auch im Teesieb überbrüht werden.

Frische Pilze lagern

Frische Pilze sind kaum lagerfähig, sie enthalten Eiweiß und respirieren stark. Ein bis zwei Tage sind ein Richtwert, je nach Pilzart und Zustand auch länger oder kürzer: Junge Pilzhüte halten sich besser, festfleischige Arten ebenfalls. Ältere, wässrige Hüte besser gleich verkochen oder einfrieren. Sobald Verfärbungen zu sehen sind, weg damit!

Zur kurzfristigen Lagerung eignen sich Kühlschrank, Keller und »Speis«, in der kalten Jahreszeit auch eine kühle, schattige Fensterbank. Um Kondenswasserbildung zu vermeiden, kann man die Pilze in einer Papiertüte oder auf Küchenpapier lagern. Optimal ist die atmungsaktive Spezialfolie, in der Pilze im Handel angeboten werden. Was es bei der Lagerung zu beachten gilt:

- Nur junge Pilze aufheben
- Kühlen Platz auswählen
- Locker (nicht gequetscht) und luftig lagern

Zur längerfristigen Lagerung (bis zu sechs Monate) empfiehlt sich das Einfrieren. Vor dem Einfrieren werden die Pilze blanchiert, größere Hüte zerkleinert. Zur Verwendung nicht auftauen, sondern gefroren in den Topf geben! Und natürlich hat auch das Einlegen in Essig oder Öl oder das Einsalzen eine lange Tradition – siehe hierzu das Rezept »Russische Salzchampignons« auf Seite 91.

INFO

BITTERE GESELLEN

Oft wird berichtet, dass Pilze (v. a. Pfifferlinge) bitter werden, wenn man sie roh einfriert. Es ist unklar, wovon das abhängt; um sicherzugehen, hilft es, die Pilze vor dem Einfrieren durchzubraten oder zu garen. Abkühlen lassen, in den Gefrierbeutel geben und alle Luft heraussaugen. Zur Verwendung noch im gefrorenen Zustand kochen oder braten (Vorsicht, spritzt!).

Pilze zerkleinern

Weiche Pilzarten kann man ohne Probleme mit dem Messer schneiden, zum Feinhacken für manche Kochrezepte ist eine Küchenmaschine praktisch.
Ledrige Pilzhüte wie Schmetterlings- oder andere Trameten lassen sich gut mit der Schere in feine Streifen schneiden. Gummiartig zähe Hüte wie die des Birkenporlings kann man frisch noch gut mit einem scharfen Messer schneiden.
Für holzig-harte Baumpilze braucht es Säge und Raspel. Solange sie noch jung sind, sind sie – sofern frisch geerntet – oft gar nicht so hart, wie sie aussehen, da kann schon ein gutes Sägemesser ausreichend sein. Doch bei Härtefällen wie Feuer- und Zunderschwämmen sowie Lackporlingen ist mitunter tischlerisches Geschick gefragt. Oft ist die beste Lösung, sie direkt am Baum zu zerkleinern: Einfach mit einer Holzfeile feines Material abraspeln oder mit der Säge Scheiben absägen. Auf liegenden Baumstämmen sollte das überhaupt kein Problem sein.

Pilze trocknen

Die Pilzkenner sind sich nicht ganz darüber einig, ob alle Pilze zum Trocknen geeignet sind oder nicht. Vereinzelt heißt es, dass es festfleischige Pilze sein sollen, andererseits ist das gallertartige Judasohr zum Trocknen wie geschaffen, es tut Selbiges auch am Naturstandort bei trockenem Wetter, ohne an Qualität zu verlieren. Fest steht, dass sich das Aroma beim Trocknen verstärkt. So können Pilze mit bitterem Unterton durch das Trocknen bitter werden. Für stark verschmutzte Pilze, die gewaschen werden müssen, sollte zum Trocknen ein Dörrgerät verwendet werden.

Vitamin-D-Mangelversorgung ist weitverbreitet. In Scheiben geschnittene Pilzhüte in der Sonne zu trocknen, steigert den Vitamin-D_2-Gehalt signifikant! So kann man auch gekaufte Pilze noch aufwerten.

Ein paar kleine Maden stellen kein Problem dar, da sie die trocknenden Pilze verlassen. Ist der Madenbefall jedoch schon augenscheinlich, lässt man die Pilze lieber im Wald bzw. wirft sie weg: Würmer, die an Pilzen knabbern, hinterlassen ihre Ausscheidungen und andere Stoffwechselprodukte im Pilz. Die Zusammensetzung unserer Pilzmahlzeit wäre damit eher ungewiss.

Die Vorzüge des Trocknens:

- Das Pilzaroma intensiviert sich häufig deutlich.
- Unerwünschte Pilzbewohner ziehen aus.
- Zur Lagerung ist keine Energie notwendig.
- Bei Tageslichttrocknung steigt der Vitamin-D_2-Gehalt.

AUFS ALTER ACHTEN

Ältere und wässrige Pilzhüte eignen sich nicht zur Heilmittelherstellung. Hier ist Qualität noch wichtiger als bei der Nutzung als Lebensmittel.

So trocknet man richtig

Die besten Vitamin-D_2-Werte werden an langen, sonnigen Sommertagen erzielt. Die Pilzhüte in drei Millimeter dicke Scheiben schneiden und für sechs Stunden in der Sonne luftig ausbreiten. Abends zum Schutz vor Feuchtigkeit zudecken oder ins Haus bringen. Am Folgetag nochmals sechs Stunden in die Sonne legen. Danach, wenn nötig, noch im Backrohr oder Dörrgerät nachtrocknen. Bei guter Lagerung bleibt das Vitamin D_2 mindestens ein Jahr lang erhalten.

In der dunklen Jahreszeit trocknet man die geschnittenen Pilze im Backrohr, auf der Heizung, im Dörrgerät oder in einem trockenen, luftigen Raum, entweder ausgebreitet oder auf einen Faden gefädelt.

Es gibt verschiedene Arten, Pilze zu trocknen.

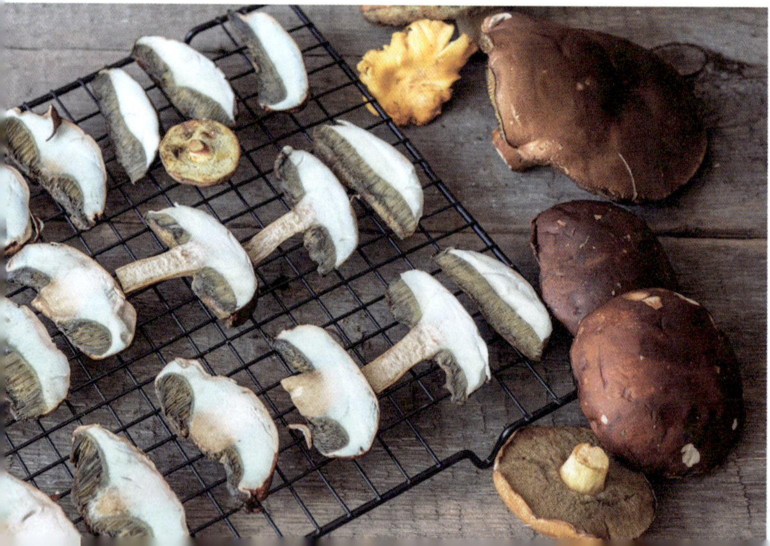

Eine Anreicherung von Vitamin D ist im Haus nur in einem sonnigen Fenster zu erwarten, wird aber kaum so intensiv ausfallen wie im Freien. Bei der Backrohr-Methode wählt man die geringstmögliche Temperatur (40 bis 50 °C) und lässt die Ofenklappe einen Spalt offen, damit die Feuchtigkeit entweichen kann. Dazu einen Kochlöffel oder Ähnliches einklemmen. In seltenen Fällen – je nach Ofenmodell – kann auch das zu heiß sein: Die Pilze dürfen nicht bräunen! Der Trocknungsprozess dauert mehrere Stunden, während derer das Backrohr aber nur hie und da einmal anspringt.

Verarbeitung zu Pulver

Viele Pilzarten lassen sich gut im Mixer zu Pulver verarbeiten, nachdem sie in Scheiben geschnitten und gründlich getrocknet wurden. Danach das Pulver unverzüglich in dicht schließende Gläser füllen, es nimmt sonst Luftfeuchtigkeit auf.

Viele Pilzarten widersetzen sich jedoch dem komfortablen Pulverisieren im Mixer. Holzige Baumpilze verarbeitet man am besten noch jung oder raspelt sie direkt vom Baum (→ Seite 56). Viele zähe, korkige oder ledrige Hüte ergeben höchstens ein durchmischtes Granulat, das man immerhin sieben und somit größenmäßig trennen kann. Trameten und ihre Verwandten werden im Mixer nicht pulvrig, sondern filzig-watteähnlich. So eignen sie sich gut zur Papierherstellung. Hierbei werden die Pilze mit Wasser püriert und auf einen mit Stoff bezogenen

Schöpfrahmen gestrichen. Mit Zeitungen abgedeckt und beschwert trocknet die Masse mehrere Tage lang und wird zu Papier. Prinzipiell kann für das Papierschöpfen jeder Pilz verwendet werden. Da Papier früher möglichst weiß sein sollte, haben sich nur wenige Arten bewährt, z. B. der Birkenporling.

Getrocknete Pilze richtig lagern

Zur Lagerung gibt man die knochentrockenen Pilze in ein dicht schließendes Schraubglas, um Schädlinge und Luftfeuchtigkeit auszuschließen. Kühl und dunkel aufbewahren.

Getrocknete Pilze »wiederbeleben«

Getrocknete Pilze können durch kurzes Einlegen in kaltes Wasser »wiederbelebt« werden. Sie nehmen ein Mehrfaches ihres Gewichts an Wasser auf. Wie viel genau, hängt von der Art und dem Trocknungsgrad der Pilze ab und kann sogar innerhalb derselben Art schwanken – über den Daumen gepeilt, ist es das Fünf- bis Zehnfache. Als Faustregel gilt: Sie werden in so viel Wasser eingelegt, dass sie gut bedeckt sind. Nach 20 bis 30 Minuten sollten sie weich sein. Das Einweichwasser kann – je nach Rezept – mitverwendet werden, z. B. für Suppen. Aber auch hier nicht vergessen, dass Pilze vor der Einnahme bzw. dem Essen erhitzt werden müssen!

Heilmittel herstellen

Die einfachste Form, Pilze kurmäßig anzuwenden, ist an sich die Einnahme pulverisierter Pilze. Der Rohgenuss kann jedoch zu Verdauungsbeschwerden und sogar zur Zerstörung der roten Blutkörperchen führen (→ Seite 32, 152). Für die Selbstversorgung kann die Einnahme von Pilzpulver daher nicht reinen Gewissens empfohlen werden. An dieser Stelle also nur eine Anleitung zur äußerlichen Anwendung. Zur Info: Alle Mengenangaben beziehen sich auf Erwachsene!

Darreichungsform: Pulver oder Extrakt?

Über diese Frage werden heftige Diskussionen geführt. Sie teilt die Heilpilzfans in zwei Lager.
Pulver vom ganzen Pilz wird von manchen »Pulver-Verfechtern« als einzig wahre Darreichungsform empfohlen. Andere setzen es ausschließlich präventiv ein. Es soll tiefgreifender und ganzheitlicher wirken als ein Extrakt. Laut wissenschaftlichen Studien zeigt jedoch das Pulver vom ganzen Pilz oft keine Wirkung; vielleicht eben deshalb, weil es eher der Vorbeugung dient. Es hat auch in der Volksheilkunde wenig Tradition, vielmehr wurden Pilze in die Ernährung integriert.
Hersteller, die ausschließlich Pulver vom ganzen Pilz anbieten, argumentieren mit der unverfälschten, naturbelassenen Zusammensetzung, etwa dem Vorhandensein der hitzeempfindlichen Pilzenzyme.

Jedoch macht das Chitin der Zellwände die Inhaltsstoffe schwerer zugänglich und kann (v. a. am Anfang der Aufnahme) zu Verdauungsbeschwerden führen. Auch muss man bedenken, dass es sich um rohe Pilze handelt.
Pilzextrakte sind Tees, Abkochungen und Ansätze aller Art. Sie werden bei akuten bzw. chronischen Erkrankungen empfohlen, denn sie wirken rascher und zielgerichteter. In den Heilpilztraditionen werden (fast) nur Pilzextrakte beschrieben. Die wissenschaftliche Forschung beschäftigt sich fast ausschließlich mit Extrakten, auch aus Gründen der Standardisierbarkeit und Reproduzierbarkeit. In Extrakten sind – je nach Extraktionsmittel und Verfahren – bestimmte Inhaltsstoffe konzentriert, während andere kaum oder gar nicht vorkommen. Handelsübliche Trockenextrakte enthalten aus technologischen Gründen immer auch einen gewissen Anteil an Pilzpulver. Im Handel sind seit Kurzem auch vermehrt Flüssigextrakte auf Glycerin-Basis erhältlich.

ZÄHES GEL

Nicht alle Pilzarten lassen sich gleich gut verarbeiten. So muss man z. B. beim Judasohr damit rechnen, dass im Zuge der Extraktion ein Gel entsteht, das sich nicht abseihen lässt. Mitunter spricht aber nichts dagegen, das Pilzmaterial einfach im Extrakt zu lassen.

Pilz-Pulver zur äußerlichen Anwendung

Aus Pilzen, die sich gut und fein zerkleinern lassen, kann man mit Wasser – noch besser mit Pflanzenhydrolaten – eine Paste herstellen, die man auf schlecht heilende Wunden aufstreicht. Vorsicht ist nur bei Verbrennungen geboten, hier sollte man nicht mit Pilzpulver experimentieren. Wenn nötig, kann man das Ganze mit Honig binden oder je nach Konsistenz weniger Wasser verwenden. Auch die Beimischung von Heilerde ist möglich. Wundheilungsfördernde Pilze sind u. a. Judasohr und Zinnobertramete.

Pilz-Extrakte für die innere Anwendung

Gesundheitlich sicher und volksheilkundlich gut belegt sind hingegen die Extrakte. Unter Extraktion fällt jedes Verfahren, bei dem Stoffe aus festem Material in ein flüssiges übertreten. Die frei gewordenen Wirkstoffe können vom Körper gut verwertet werden. Lagerfähig sind Extrakte auf Öl-, Alkohol-, Essig- und Glycerin-Basis; wässrige Extrakte wie Abkochungen und Tees werden täglich frisch zubereitet.

Abkochungen und Tees

Je feiner das Pilzmaterial, desto weniger Zeit und Hitze braucht es, um die Wirkstoffe abzugeben. Eine Ausnahme ist der Schiefe Schillerporling alias Chaga, bei dem die Größe der Brocken unerheblich ist (→ Seite 124 ff.). Pilze werden seit jeher mit Kräutern und Früchten kombiniert, was auch geschmacklich von Vorteil sein kann. Hier kann man ruhig ein wenig experimentieren, z. B. etwas Zimtrinde mitkochen, auch Apfelschalen, Hagebutten oder Fichtennadeln können kurz mitgekocht werden. Grüne Kräuter erst nach dem Kochvorgang dazugeben und mitziehen lassen.

INFO

GROBE DOSIERUNG

Für 1 Tasse: 1 gehäufter TL Pilzpulver ≙ ca. 1,5 g

Für ½ Liter: 1 gehäufter EL Pilzpulver ≙ ca. 3 g

1 gehäufter EL grob zerkleinerte Trockenpilze ≙ ca. 2,5 g (Raspel, Granulat oder feine Scheiben)

1 g Trockenpilz ≙ ca. 10 g Frischpilz (bei holzigen Pilzen weniger)

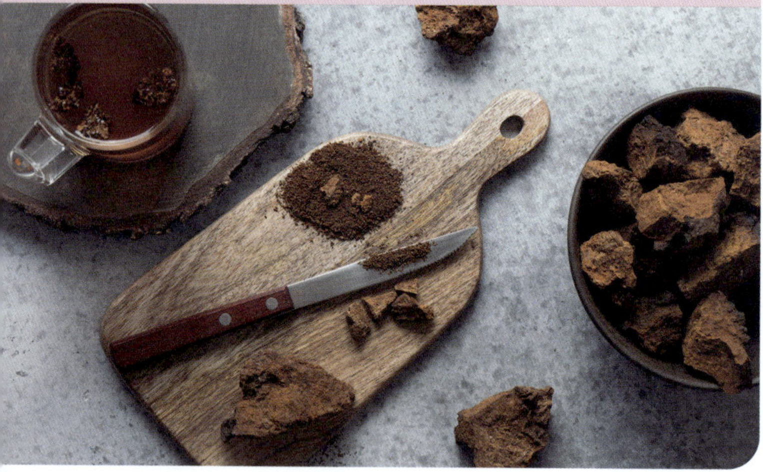

Aufguss (Infus, Tee)

Pro ¼ l Wasser 1 gehäuften TL Pilzpulver oder 1 gestrichenen EL Pilzraspel in ein vorgewärmtes Porzellangefäß geben. Mit kochendem Wasser überbrühen, zudecken, an einem möglichst warmen Ort 15 Minuten ziehen lassen und abseihen. Das Abseihen funktioniert oft leichter, wenn man erst durch ein gröberes und dann durch ein feineres Sieb seiht, bzw. erst durch ein feines Sieb und dann durch einen Teestrumpf. Morgens und abends 1 Tasse trinken, im Akutfall auch mittags.

Abkochung (Dekokt, Absud)

Abkochungen sind gehaltvoller und vor allem bei gröberem Material und für holzige Pilze geeignet. Je gröber das Material, desto länger wird gekocht.

- Die schnelle Variante: 1 TL Pilzpulver mit 250 ml kaltem Wasser mischen. Erhitzen, bis es kocht, kurz aufwallen lassen und vom Feuer nehmen.
- Die 1-Stunden-Variante: 10 g Pilzgranulat mit 500 ml Wasser aufkochen und 10 Minuten kochen lassen. Danach 40 Minuten ziehen lassen.
- Über Nacht: Abends 10 bis 15 g in Scheiben geschnittene und getrocknete Pilze für 12 Stunden in ½ l kaltem Wasser ansetzen. Am nächsten Morgen erhitzen und 20 Minuten leicht köcheln lassen. Für eine zweite Tasse kann sogleich ein weiterer Ansatz vorbereitet und abends getrunken werden.

Trockenextrakt für Pillen und Kapseln

Die Pilzhüte in feine Scheiben schneiden und in einen Topf geben. Mit Wasser gut bedecken, erhitzen und etwa eine Stunde köcheln lassen; abgießen. Noch mal mit Wasser aufgießen, diesmal nur eine halbe Stunde kochen. Die beiden Abkochungen zusammen in einen Topf geben, die ausgekochten Pilze wegwerfen.
Der Sud wird nun zu einer dicken Paste eingekocht, was einige Stunden dauert. Diese Paste wird nach und nach mit feinem Reismehl vermengt, bis eine knetbare Masse entsteht. Diese kann man zu Pillen rollen, oder man streicht sie zum Trocknen flach auf Backpapier aus, um sie danach im Mörser fein zu zerstoßen bzw. im Mixer zu pulverisieren. Sofort luftdicht abfüllen. Den losen Trockenextrakt kann man ins Essen streuen oder 1- bis 2-mal täglich ½ TL in warmem Tee verrühren. Oder in Leerkapseln füllen und morgens und abends 1 Kapsel zu den Mahlzeiten einnehmen.

Essig- und Ölextrakte

Essigextrakte sind praktisch unbegrenzt haltbar, Ölextrakte nicht: Hier keine stark ungesättigten Öle wählen! Geeignet sind z. B. Oliven-, Raps- und Sesamöl. Sie sind nicht hitzeempfindlich und nach Verarbeitung ca. 6 bis 12 Monate haltbar. Saubere Behälter sind hier besonders wichtig. Alle Extrakte gut verschließen und kühl und dunkel lagern. Das Beschriften mit Inhalt und Datum nicht vergessen!

Extraktion in Essig

Verwenden Sie 100 ml naturtrüben Essig à 10 g trockenes Pilzmaterial! Beides in ein Schraubglas geben und an einem warmen Ort ziehen lassen: Pulver 2 Wochen, Granulat und Scheiben 3 Wochen lang. Durch ein Teesieb und anschließend durch einen Teestrumpf seihen.
Anwendung: Nur verdünnt! Je nach Pilz für Mundspülungen (bei Aphthen und anderen Entzündungen z. B. Pfifferling, Samtfußrübling, Schopftintling, Schwefelporling, Trameten, Zunderschwamm), innerlich mit Flüssigkeit trinken (z. B. als Oxymel → Seite 70 f.), und äußerlich für Essigwickel bei Gelenksschwellungen und -entzündungen und für Waschungen zur Haut- und Haarpflege oder bei Mykosen und Juckreiz (z. B. Krause Glucke, Pfifferling, Zinnobertramete, Zunderschwamm) verwenden.

Extraktion in Öl

Hier unterscheidet man die etwas schonendere Kaltextraktion, die aber auch etwas länger dauert und nur mit getrockneten Pilzen geht. Oder eben die Heißextraktion, die schneller mit frischen Pilzen zu machen ist. Die Verwendung ist in beiden Fällen aber gleich.
Anwendung: innerlich als Zugabe zu Speisen, äußerlich zum Einreiben oder zur Weiterverarbeitung.

- Kaltextraktion in Öl: Verwenden Sie 100 ml Bio-Pflanzenöl à 10 g trockenes Pilzmaterial. Beides in ein Schraubglas geben und an einem warmen Ort ziehen lassen: Pulver mindestens 4 Wochen, Granulat und

Scheiben mindestens 6 Wochen lang. Achtung: Für die Kaltextraktion in Öl keine frischen Pilze verwenden, sie würden schimmeln!

- Heißextraktion in Öl: Frische Pilzhüte in möglichst feine Scheiben schneiden und mit der 5-fachen Menge Bio-Oliven- oder -Rapsöl 4 bis 6 Stunden sachte sieden lassen. Abseihen, abkühlen lassen und mithilfe eines Seihtuchs gründlich auspressen. Pro Liter Öl den Inhalt einer Kapsel Vitamin E (400 IE) hinzufügen, um die Haltbarkeit zu verbessern.

Diese Anwendungsart ist geeignet für holzige Fruchtkörper wie Rotrandiger Baumschwamm, Flacher Lackporling, Feuerschwämme oder Zunderschwamm oder für korkig-ledrige Fruchtkörper wie Wirrlinge oder Trameten – oder auch für den gummiartigen Birkenporling.

Tinkturen (Extraktion in Alkohol)

Alkoholische Extrakte sind, wenn gut verschlossen, unbegrenzt haltbar. Das Beschriften mit Inhalt und Datum sowie eine kühle, dunkle Lagerung sind dennoch wichtig!

Das Grundrezept

Ein Schraubglas zu zwei Dritteln mit frischen, zerkleinerten Pilzen füllen. Mit Ansatzkorn (80-prozentig) auffüllen und verschließen. Dunkel und warm 4 bis 6 Wochen stehen lassen, hie und da gut schütteln. Durch ein Sieb gießen und ausdrücken. Den Ansatz durch einen

Teestrumpf seihen und abtropfen lassen. Flüssigkeit abmessen und mit derselben Menge Trinkwasser auf die doppelte Menge bringen (ergibt 40 Prozent Alkoholgehalt).
Anwendung: 3-mal täglich 5 Tropfen in ein Getränk geben. Zur allgemeinen Gesundheitspflege reicht ein Glas Wasser oder Fruchtsaft als Trägerflüssigkeit. Zur gezielten Prävention oder bei bestehenden Beschwerden kann ein Tee aus den entsprechenden Heilkräutern die Wirkung unterstützen und die gewünschte »Stoßrichtung« betonen. Dies gilt insbesondere für Pilze mit einem breiten Wirkungsspektrum.

Erweiterte Tinktur

Die extrahierten Pilze sind zum Wegwerfen zu schade. Das Wasser, mit dem der Extrakt im Grundrezept verdünnt wurde, kann verwendet werden, um den Pilzrückstand noch mal auszulaugen.

So geht's:

- Die Pilze wie im obigen Grundrezept ansetzen, abseihen und ausdrücken.
- Flüssigkeit abmessen und dieselbe Menge abgekochtes Wasser nicht zum Alkohol mischen, sondern die Pilze damit übergießen.
- Verschließen und noch mal 2 Wochen warm und dunkel stehen lassen, öfter schütteln.
- Durch ein Sieb seihen und ausdrücken. Diesen Extrakt mit dem ersten Extrakt mischen.

- Zuletzt durch einen Kaffeefilter oder einen Teestrumpf filtern und abfüllen.

Anwendung: Genauso wie auch die Tinktur!

Erweiterte Tinktur aus Porlingen

Holzige und zähe Porlinge müssen ausgekocht werden, um ihre wirksamen Polysaccharide freizugeben. Dazu brauchen Sie 100 g frische Porlinge (junge Fruchtkörper oder die weichen Zuwachskanten, falls die Fruchtkörper zu fest zum Schneiden sind), 500 ml hochprozentigen Alkohol (z. B. 80-prozentiger Ansatzkorn), 2 l Wasser. Pilzmaterial in dünne Scheiben schneiden. Mit dem Alkohol übergießen, verschließen und 2 Wochen lang stehen lassen. Täglich schütteln. Danach durch ein Seihtuch gießen und die Rückstände gut ausdrücken. Dieselben Pilze mit dem Wasser zum Kochen bringen. Köcheln lassen, bis die Hälfte verdunstet ist. Abkühlen lassen, abseihen und, so gut es geht, ausdrücken. Diese Abkochung mit dem Alkohol-Extrakt vereinen. Durch einen Kaffeefilter oder Teestrumpf filtrieren und in Glasflaschen füllen.

Anwendung: Täglich 2 bis 4 ml mit 1 Glas Wasser oder 1 Tasse Tee trinken.

Weiterverarbeitung der Extrakte

- Oxymele aus Pilzessig: Ein Oxymel ist eine Mischung aus Essig und Honig, in der Regel mit Heilpflanzen. Die Wirkung hängt davon ab, welchen Honig, welchen

Essig und welche Pflanzen bzw. Pilze man wählt. Da das Eiweiß der Pilze in Kombination mit dem Honig schnell verderben würde, wird der Honig erst ganz kurz vor der Einnahme eingerührt. In 1 Tasse Tee rührt man 1 TL Pilzessig und (nach Geschmack) 1 TL Honig. Zwei bis drei Tassen täglich trinken (höchstens 2 bis 3 TL Essig pro Tag). Wasser oder verdünnte Fruchtsäfte sind ebenfalls gut geeignet.

- Salben aus Pilzölen: 30 ml Ölextrakt mit 3 bis 5 g Bienenwachs sanft erwärmen, bis das Wachs geschmolzen ist. Auch einige Tropfen Pilztinktur können eingerührt werden. Sie trägt zur Wirksamkeit und Haltbarkeit bei. In einen kleinen sterilisierten Tiegel füllen, beschriften und kühl und dunkel aufbewahren. Die Salbe ist etwa 1 Jahr haltbar.
- Zweiphasen-Mischung: Aus den zerkleinerten Pilzen eine Tinktur und einen Ölauszug herstellen. Davon 1 Teil Tinktur und 3 Teile Öl in eine Flasche füllen. Vor jeder Entnahme gut schütteln. So entsteht eine sogenannte Schüttelemulsion, die sich zusehends wieder entmischt, daher rasch entnehmen. Die Zweiphasen-Mischung vereint die alkohollöslichen und die fettlöslichen Pilzinhaltsstoffe. Durch den Alkohol wird das Öl besser von der Haut aufgenommen. Er fördert die Durchblutung und regt den Hautstoffwechsel an. Gleichzeitig verhindert das Öl den austrocknenden Effekt des Alkohols. Nicht auf gereizte Haut oder Verletzungen auftragen!

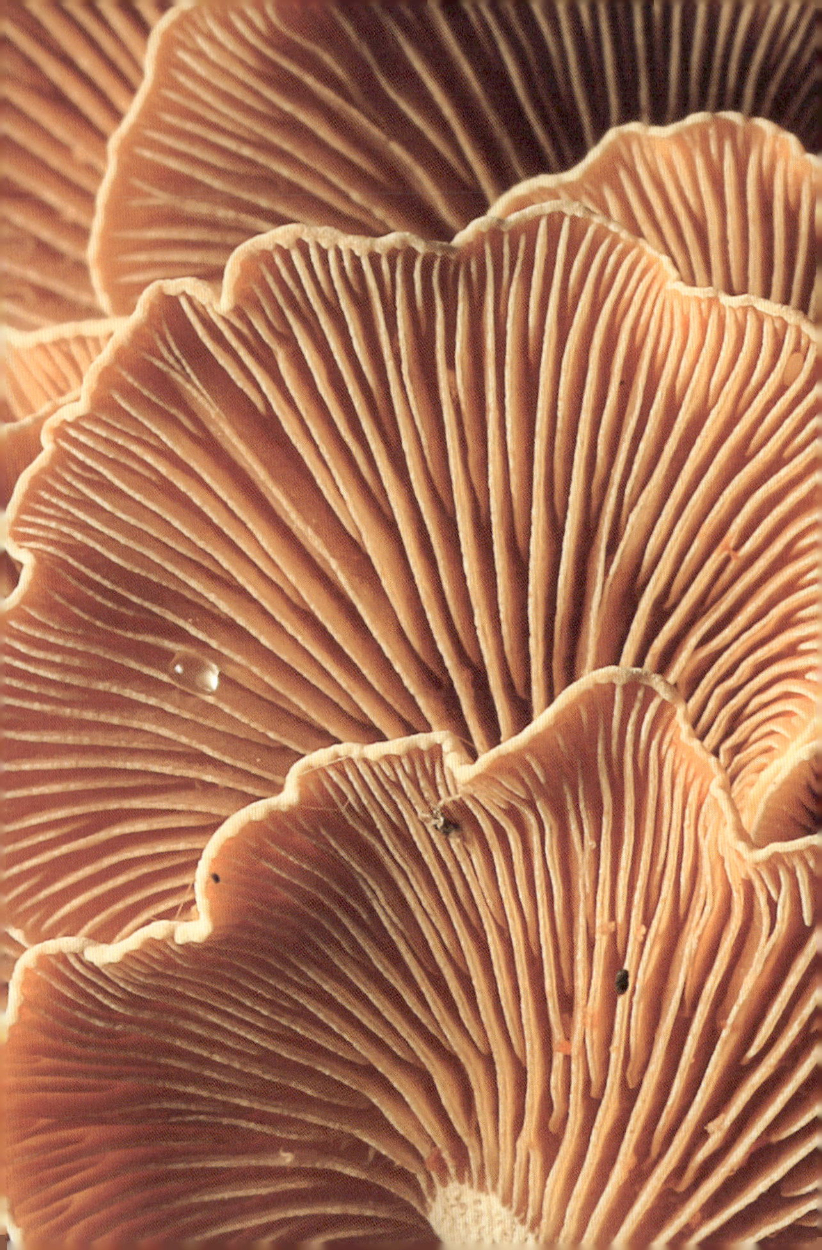

Pilze im Porträt – von Austernpilz bis Zunderschwamm

20 Pilzarten aus der europäischen Ethnomykologie – 20 Arten, die leicht zu erkennen sind und einfach beim Waldspaziergang gesammelt werden können.

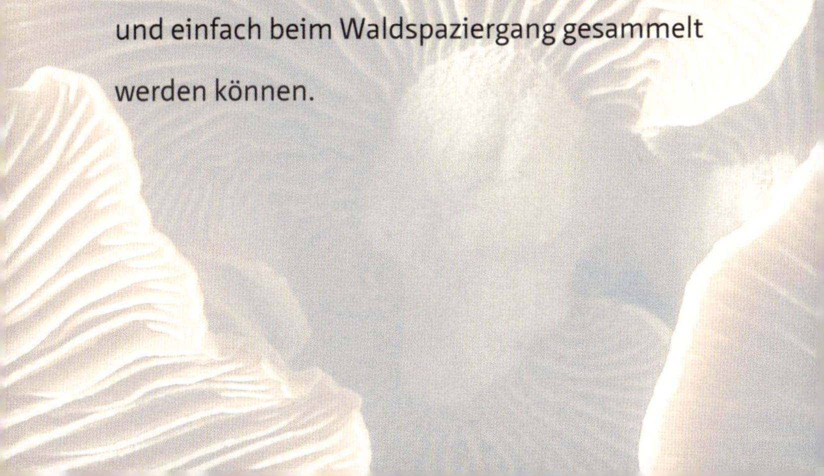

Heimische Heil- und Vitalpilze – die wichtigsten Arten im Porträt

Dieser Ratgeber behandelt Pilze, mit denen man sich aus freier Wildbahn selbst versorgen kann. Es geht hier um die sogenannten »Großpilze«, die dadurch charakterisiert sind, dass man sie mit bloßem Auge sehen und mit der Hand pflücken oder entfernen kann. Zudem behandelt dieses Buch nur Pilze, die in Mitteleuropa heimisch sind. Pilze der Steppen- und Küstenregionen bleiben ebenso ausgespart wie Hochgebirgsarten. Medizinisch bedeutende mikroskopische Pilzarten (Schimmel- und Hefepilze) sind eher von pharmazeutischem Interesse, und auch »Magic Mushrooms« kommen hier nicht vor. Dies ist ein Praxisbuch, das zum Experimentieren anregen will. Pilze mit psychoaktiver Wirkung können wertvolle Heilmittel sein, gehören jedoch in kundige Hände. Folgende Kriterien wurden getroffen:

- Leicht zu finden (weitverbreitet und nicht allzu selten)
- Leicht zu erkennen
- Volksheilkundlich interessant
- Keine psychoaktiven Pilze
- Keine bedrohten Pilze

Zum Aufbau der Pilzporträts

Jeder der 20 vorgestellten Pilze soll Ihnen möglichst greifbar gemacht werden, von den »Hard Facts« der bio-

INFO

GEFÄHRDETE HEIMISCHE HEILPILZ-ARTEN

Nicht im Buch behandelt werden seltene und bedrohte Pilzarten, wie z. B.:

- Schwärzender Pfifferling *(Craterellus melanoxeros)*, gefährdet
- Ästiger Stachelbart *(Hericium coralloides)*, gefährdet
- Igelstachelbart *(Hericium erinaceum)*, stark gefährdet
- Lärchenschwamm *(Fomitopsis officinalis)*, vom Aussterben bedroht
- Klapperschwamm *(Grifola frondosa)*, gefährdet

☛ Hier können Sie prüfen, ob eine Art gefährdet ist: www.rote-liste-zentrum.de

logischen Merkmale bis hin zu den wissenschaftlichen und den überlieferten Heilwirkungen in Theorie und Praxis. Bei essbaren Pilzen finden Sie weiters Angaben zum Nährstoffgehalt – im Versuch, die feine Linie zwischen Heil- und Nährwert zu definieren.

Kreative Kochrezepte sollen Lust machen, Speisepilze vielseitig zuzubereiten und zu genießen. Alle Anregungen sind zur einfachen Umsetzung im Alltag gedacht. Die Auswahl wurde daher so getroffen, dass alle Beschreibungen und Rezepte einfach nachzuvollziehen sind, und es wurde darauf geachtet, alle wichtigen Merkmale verständlich und »auf einen Blick« zu präsentieren.

Erläuterungen zu den Merkmalen

- Größe: Sie wird in Zentimetern dargestellt, die Zahlen in Klammern geben seltene Ausreißer an.
- Aussehen: Fotos allein reichen selten zur Pilzbestimmung, sie können nie die ganze Bandbreite der Erscheinungsformen darstellen. Umso wichtiger ist eine detaillierte Beschreibung. In dieser Kategorie wird das Aussehen von Hut, Huthaut, Ober- und Unterseite und Stiel beschrieben. Sehr hilfreich bei der Pilzbestimmung ist die Farbe der Sporen. Während der Pilz sporuliert, können am Fundort die Strukturen (Rinde, andere Hüte, Blätter ...) rund um den Pilzhut mit Sporenpulver bestäubt sein. Ansonsten kann man die Farbe des Pulvers leicht feststellen, wenn sich der Pilzhut mitnehmen lässt: Man entfernt – so vorhanden – den Stiel und legt den Hut mit den Poren bzw. Lamellen nach unten auf ein Blatt Papier. Idealerweise hat dieses Papier einen schwarzen und einen weißen Bereich, um alle Nuancen darstellen zu können. Nach kurzer Zeit erscheint auf dem Papier ein Muster aus Sporenstaub.
- Konsistenz, Geruch, Geschmack: Manchmal halten sich Pilze nicht an »Vorgaben«, sodass auch dieser Kategorie große Bedeutung zukommt. Unverletzte Pilze riechen meist anders als zerriebene. So hat man gleich zwei Gerüche, was die Bestimmung sehr erleichtert. Für einen Geschmackstest muss man stark giftige Pilzarten sicher ausschließen können. In jedem Fall nach dem Kosten ausspucken.

- Standort: Genannt wird der häufigste Standort bzw. jene Baumart, die am häufigsten von dem Pilz befallen wird.
- Sammelzeit: Auch hier gilt – Ausnahmen bestätigen die Regel.
- Gefährliche Doppelgänger: Ungenießbare und schwach giftige Pilze bleiben hier ebenso unerwähnt wie essbare Doppelgänger. Angegeben sind nur jene Merkmale, in denen sie sich vom porträtierten Pilz unterscheiden.

Kulinarik

Bevorzugt werden Rezepte für alltagstaugliche rustikale sowie kreative Speisen. Auch praktische Tipps finden Erwähnung (wie etwa Konservierungsmethoden), damit die Pilze auch wirklich das ganze Jahr über griffbereit sind.

Hausapotheke

Eine Hausapotheke enthält Mittel zur »häuslichen Krankenpflege«. Gemeint sind hier Erkrankungen und Beschwerden, die nicht unbedingt einen Arztbesuch erfordern oder aber zusätzlich und nach ärztlicher Absprache verabreicht werden. Sie finden hier eine Liste überlieferter Anwendungen der Volksheilkunde sowie jene Wirkungen, die dem betreffenden Pilz von der wissenschaftlichen Forschung bestätigt wurden. Lange bevor es wissenschaftliche Forschung gab, nutzten

Mensch und Tier gezielt die heilkräftigen Pflanzen und Pilze. Wissenschaftlich bestätigt wurden diese Anwendungen oft nur zum Teil. Doch nichts ist so wandelbar wie der Stand der Wissenschaft. Und immer wieder werden belächelte Überlieferungen durch Forschungen belegt. So ist davon auszugehen, dass die Listen der wissenschaftlich bestätigten Wirkungen der einzelnen Pilze in naher Zukunft immer länger werden.

INFO

KREBSHEMMEND, TUMORHEMMEND, ANTIKANZEROGEN

Wie sind diese Begriffe zu verstehen? In jedem gesunden Körper kommt es laufend zu Fehlern in der Zellteilung, die ebenso laufend repariert werden. Man darf annehmen, dass kleinere Tumore immer wieder kommen und gehen, ohne dass sie je bemerkt werden.
Je besser der Organismus mit tumorhemmenden Substanzen versorgt ist, desto besser funktionieren diese Wartungsarbeiten.
Die Entstehung von Krebs könnte in vielen Fällen möglicherweise als »Mangelerscheinung« gedeutet werden, als Mangel an gehaltvoller Pflanzenkost. Alle naturbelassenen pflanzlichen Nahrungsmittel (Obst, Gemüse, Kräuter, Gewürze) haben tumorhemmende Eigenschaften. Das bedeutet aber nicht, dass man eine bestehende Krebserkrankung damit heilen kann. Ebenso wenig können Pilze mit tumorhemmenden Inhaltsstoffen ein Krebsleiden heilen.
Pflanzen und Pilze mit tumorhemmenden Kapazitäten können aber unterstützen und vorbeugen.

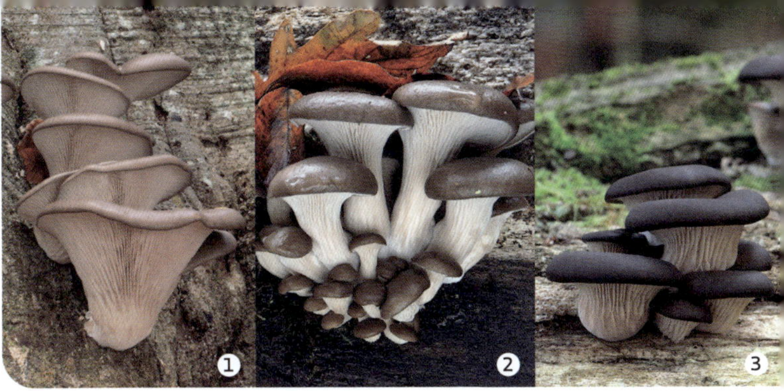

Gefährliche Doppelgänger!

Austernseitling, Austernpilz

Pleurotus ostreatus

Er wird auch Winterpilz oder Weihnachtspilz genannt, denn der Austernseitling liebt die Kälte. Über 11 °C wird es ihm zu warm. Dieser Ausnahmepilz ist nicht nur diesbezüglich ein Highlight, sondern überzeugt sowohl als Speise- als auch als Heilpilz. Aus ihm lassen sich köstliche Schnitzel braten, sodass er auch »Kalbfleischpilz« genannt wird. Tatsächlich ist er durch seinen hohen Eiweißgehalt eine gute Alternative zu Fleisch. Sein Name kommt daher, dass die Wildform optisch manchmal an Austern erinnert. Als »Pleurotus« ist der Austernpilz als Heilpilz im Handel erhältlich. Bei den Bildern

MERKMALE

Größe

5–15 (20) cm; vereinzelt bis 30 cm.

Aussehen

Hut **muschelig-halbkreisförmig, Rand anfangs etwas eingerollt. Unterseits weiße, später gelbliche Lamellen, die den Stiel hinablaufen, bis knapp vor der Stielbasis.** *Hutoberseite* **glatt, kahl, farblich sehr variabel: alle Schattierungen zwischen Braun, Grau oder Silbrig, manchmal Violett-Bläulich, von ganz hell bis fast schwarz; am Wildstandort dunkler als aus Kultur, v. a. bei Kälte.** *Stiel* **seitlich sitzend (Name!), weiß, dick und zäh,** stufenlos in den Hut übergehend, meist kurz oder ganz fehlend.

Konsistenz, Geruch, Geschmack

Geruch pilzig, fein-würzig, am stärksten an den Lamellen, nach dem Anquetschen säuerlich-mehlig.

Standort

Wald, Baumstümpfe, tote/absterbende Stämme von Buche, Eiche, Weide, Pappel und anderen Laubbäumen, selten Nadelbäume. Von bodennah bis in 10 m Höhe. *Anordnung* in Gruppen, büschelig und/oder dachziegelartig übereinander.

Sammelzeit

Nach Frost ab Oktober, manchmal bis in den Frühling, nicht bei starkem Dauerfrost.

Gefährliche Doppelgänger

Ohrförmiger Seitling *(Pleurocybella porrigens)*: »Engelsflügel«, weiß mit Gelb, auf Nadelbäumen; selten und nicht im Winter.

Runzelhütiger Zähling *(Lentinellus vulpinus)*: schmutzig-weiß, scharf schmeckend, meist auf Nadelholz; nicht im Winter.

sehen Sie unter 1 helle, unter 2 mittlere und unter 3 schwarzgraue Exemplare. So dunkel werden sie nur in freier Wildbahn.

Kulinarik

Getrocknete Austernpilze bestehen zu 25 Prozent aus Proteinen und liefern alle unentbehrlichen Aminosäuren. So können sie – wenn man so will – als Fleischersatz bezeichnet werden. Im Gegensatz zu Fleisch sind sie jedoch purin- (wichtig bei Gicht und Rheuma) und äußerst fettarm. Sie sind eine wertvolle Quelle für mehrere B-Vitamine und Vitamin D_2. Allerdings enthalten sie auch Pleurotolysin, welches die roten Blutkörperchen zerstört. Es ist hitzeempfindlich, Austernseitlinge also immer kochen! Knoblauch passt gut dazu.

Vegetarische Kalbsschnitzel

Pro Person je nach Größe 3 bis 4 Austernseitlinge, Ei, Salz, Mehl, Brösel, Fett für die Pfanne

Stiele entfernen, Hüte gegebenenfalls waschen und trocken tupfen. Eier mit Salz verquirlen und die Pilze in

Mehl, Ei und Bröseln panieren und in heißem Fett goldbraun braten. Nicht ganz zähe Stiele fein zerkleinern, braten und zu Pilzomelette oder Pesto weiterverarbeiten.
Tipp: Dazu passen Kräuterrahmsoße und Blattsalat.

Hausapotheke

Der zähe Stiel steht sinnbildlich für die stärkende Wirkung auf Sehnen und andere Faszien. Die zweite Hauptwirkung dieses Pilzes ist die Regulation der Blutfette, die dritte die Förderung einer gesunden Darmbesiedelung. Wirkstoffe wie β-Glucane und andere Ballaststoffe, Pleuran, etwas Lovastatin (cholesterinsenkend) und reichlich Mineralstoffe erklären diese Effekte.

Austernpilz-Pulver

Wirkt unterstützend bei erhöhten Cholesterinwerten. Täglich 3 bis 9 g Pilzpulver in warmes Wasser, Tee, Kaffee, Suppen u. Ä. einrühren. Alternativ täglich 30 bis 90 g Frischpilz zu sich nehmen, in Speisen zubereitet.

Wirkung
Bindegewebsstärkend, präbiotisch (reguliert die Darmbesiedlung, z. B. nach Antibiotikaeinnahme), cholesterinsenkend (wenn erhöht), herzschützend, entzündungs-, tumor-, viren- und bakterienhemmend, knochenstärkend, Osteoporose-vorbeugend, immunmodulierend, antiallergen, schmerzstillend
Anwendung in der Volksheilkunde
Herz-, Kreislauf- und Gewichtsregulation, bei Rückenschmerzen und Verspannungen, Verdauungsbeschwerden, Darmentzündungen und -geschwüren; Anti-Aging-Mittel, Aphrodisiakum

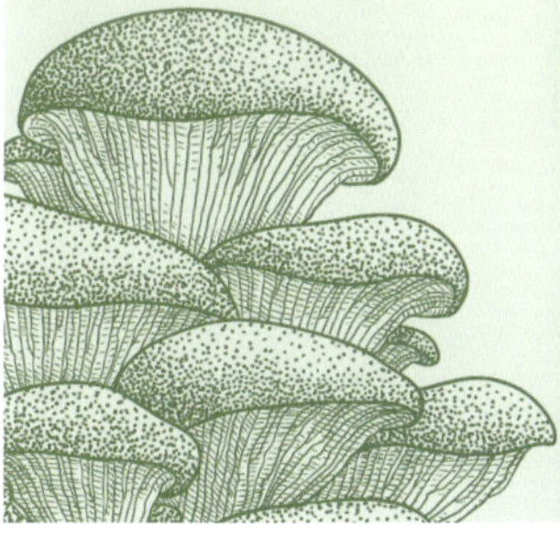

Austernpilz-Dekokt

1 EL zerkleinerte, getrocknete Austernpilze, 250 ml kaltes Wasser

Das Pilzmaterial über Nacht bzw. tagsüber in Wasser ansetzen. Danach ½ Stunde leicht köcheln lassen. Vorbeugend 1-mal täglich, kurmäßig 3-mal täglich eine Tasse trinken.

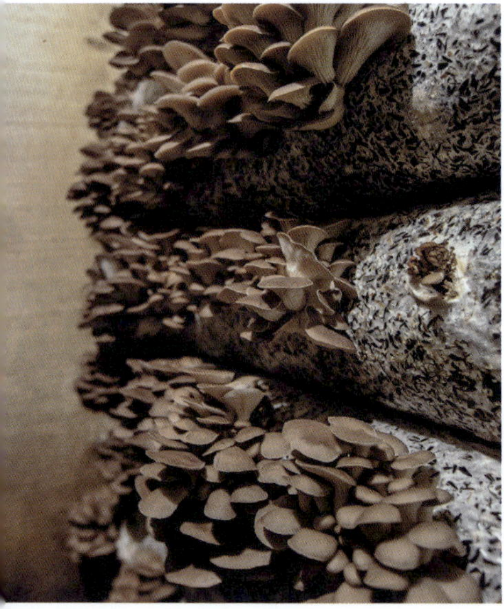

INFO

Austernpilze werden gewerblich auf Kaffeesatz gezüchtet, sogar im städtischen Bereich. Sie sind ein äußerst nachhaltiges Produkt, weil Kaffeesatz in Ballungsräumen in großer Menge anfällt und ansonsten auf dem Müll landen würde. So wird er für die Produktion eines kostbaren Nahrungsmittels verwendet.

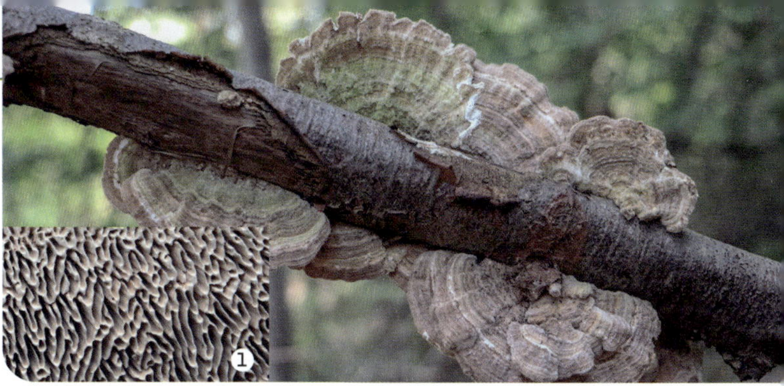

Birkenblättling

Lenzites betulina, Trametes betulina

Ein Widerspruch in sich: Der Birkenblättling zeigt Lamellen, obwohl er ein Porling ist. Ebenso interessant sind seine inneren Werte, denn wie die meisten birkenbewohnenden Pilze hat auch er einen großen Gesundheitsnutzen. Er ist ein Hauptbestandteil der chinesischen »Tendon Easing Pills«, wörtlich etwa »Sehnenwohl-Pillen«, die u. a. bei Problemen der Sehnen und der Venen verabreicht werden. Von oben besehen ähnelt er der Striegeligen Tramete, doch diese hat unterseits eindeutig Poren. Ein häufiger, gut zu erkennender Pilz; die wenigen Doppelgänger sind

MERKMALE

Größe

4–10 cm im Durchmesser, an der Ansatzstelle 1–2 cm dick

Aussehen

Hut **zäh, nieren- oder fächerförmig, scharfer Rand.** *Oberseite* **fein-filzig bis borstig behaart, konzentrisch gezont, weißlich, rosa und gelblich mit Beige- und Grautönen, auch Ocker, Orange oder Rotbraun; durch Algenbewuchs oft grün. Die** *Porenschicht* **an der Unterseite erscheint als labyrinthisch verzweigte Lamellen, nur ganz jung evtl. noch porenförmig (→ Bild 1).**

Schmutzig weiß bis beige, korkartig zäh; auf Druck nicht rötend.
Sporen hellgelblich.
Standort
Birken, Buchen, Eichen u.a. Laubbäume, auf Baumstümpfen und sonstigem Totholz. Manchmal Seite an Seite mit der Schmetterlings-, der Buckel- oder der Striegeligen Tramete.
Sammelzeit
Ganzjährig, einjährig.
Gefährliche Doppelgänger
Keine.

schlimmstenfalls unwirksam und sicher ungefährlich.

Hausapotheke

In der Traditionellen Chinesischen Medizin ist dieser Pilz ein Kardinalmittel bei Problemen mit den Sehnen und Gelenken. Weitere Einsatzbereiche sind die Stärkung der Venen und die Verbesserung der Durchblutung, außerdem grippale Infekte. Studien bestätigen hemmende Effekte auf bestimmte Bakterien und verschiedene Krebsarten. Auch der gefürchtete Krankenhauskeim *Staphylococcus aureus* konnte mit Lenzites-Extrakten

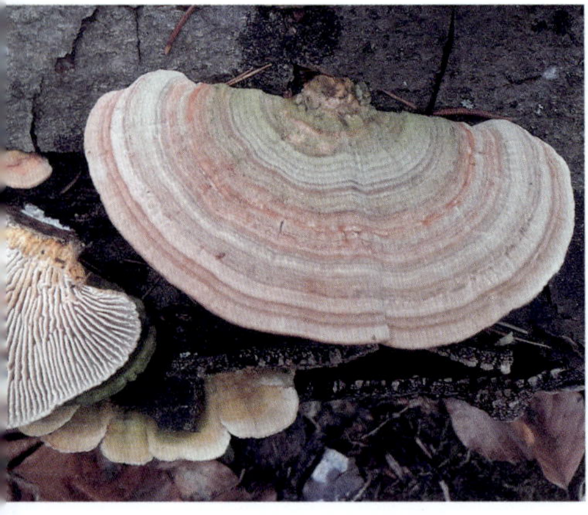

INFO

Der Birkenblättling ist einer der besten Pilze zur Herstellung von Pilzpapier.

gehemmt werden. Diese Wirkstoffe sind hitzestabil, sodass sie auch in Heißwasserextrakten und Abkochungen erhalten bleiben. Die Radikalfänger des Birkenblättlings sind viermal so effektiv wie Vitamin E – welches an sich schon ein starkes Antioxidans ist. Es schützt Fette vor Oxidation, also dem Ranzigwerden. Erhöhte Blutfettwerte und Atherosklerose werden vor allem dann gefährlich, wenn die fettigen Ablagerungen in den Wänden der Blutgefäße oxidieren. Es kann angenommen werden, dass der Pilz genau dieses Ranzigwerden der Blutfette verhindern hilft. So könnte der Birkenblättling bei einer der verbreitetsten Zivilisationskrankheiten und Todesursachen helfen.

Sehnen- und venenstärkendes Dekokt

Frische Fruchtkörper zerkleinern und mit der doppelten Menge Wasser für 30 Minuten kochen. Zweimal täglich 200 bis 250 ml trinken. Ein Elixier für gesunde Blutgefäße und als Erkältungsprophylaxe!

Leicht zu verwechseln
Rötende Tramete *(Daedaleopsis confragosa,* → Seite 114) und Eichenwirrling *(Daedalea quercina)*: ebenfalls lamellenförmige Poren. Auch Zonen-, Schmetterlings- (→ Seite 129) und Striegelige Tramete *(Trametes hirsuta)*, die allerdings an ihrer Unterseite richtige Poren tragen, die nicht als Lamellen erscheinen. Alle sind ungiftig und zeigen ebenfalls Heilwirkung.

Wirkung
Entzündungshemmend, antibakteriell, stark antioxidativ (zellschützend), tumorhemmend, hilfreich bei Erkrankungen der Herzkranzgefäße (Atherosklerose)
Anwendung in der Volksheilkunde
Hüft- und Gelenkschmerzen, Erkältungen; venen- und sehnenstärkend, gefäßstärkend (Kreislauftonikum), durchblutungsfördernd

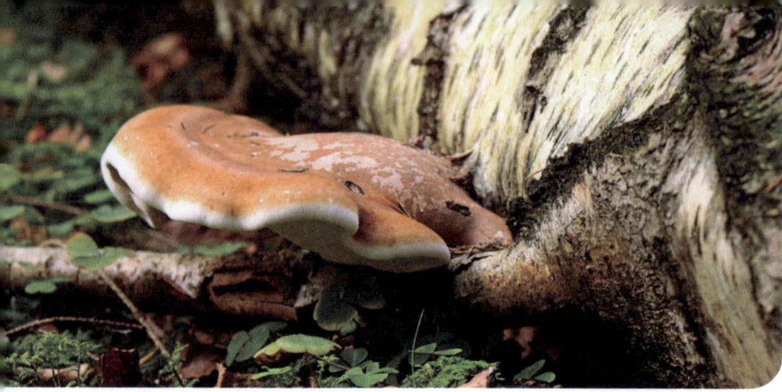

Birkenporling
Fomitopsis betulina

Vorsicht! Giftiger Doppelgänger!

Häufig!

MERKMALE

Größe
Interessant sind junge Exemplare bis ca. 20 cm Breite, 10–15 cm vom Stamm abstehend.

Aussehen
Jung knollig, später ungestielte *Hüte* mit rundem Rand, der im Alter kantig wird. Jung weiß, mit der Zeit oberseits braun, später dunkelbraun. *Oberfläche* papierartig trocken.

Standort
Fast nur an Birken. Oft gemeinsam mit dem Zunderschwamm (→ Seite 148 ff.) oder dem Rotrandigen Baumschwamm (→ Seite 117 ff.) am selben Stamm.

Ein Pilz wie ein Caffè latte: milchig weiß, alsbald kaffeebraun überlaufend. Innen ist er schneeweiß. Lässt sich mit einem scharfen Messer in Scheiben schneiden. In der Konsistenz erinnert er an Radiergummi. Sobald er Rüschen bildet, wird er für Heilzwecke zu alt. Auch »Ötzi« (→ Seite 19) führte zwei Birkenporlinge und einen Zunderschwamm mit sich. Da Birkenporlinge stark wirksam gegen *Helicobacter pylori* sind, und da dieses Bakterium im Magen der alpinen Gletschermumie nachgewiesen wurde, ist anzunehmen, dass der Mann sie als Medizin gegen seine Magenbeschwerden einsetzte.

Hausapotheke

Vom bitteren Birkenporling sind allenfalls die ganz jungen, noch kugelrunden Exemplare genießbar. Die Kamtschadalen im äußersten russischen Osten sollen sie im gefrorenen Zustand verspeist haben. Umso interessanter sind die Heilwirkungen, allen voran die Unterstützung der Verdauung sowie Entzündungshemmung in Magen und Darm. Als Birkenpilz trägt er die Heilwirkungen der Birke weiter: Gemeint sind besonders der Wasserhaushalt und die Funktion der Nieren. Vermittelt werden diese Wirkmechanismen durch den üppigen Mineralstoffgehalt des Birkenporlings und die vielen sekundären Pflanzenstoffe – zu denen im Pilz noch die Pilzstoffe hinzugefügt werden. So sind im Birkenporling sowohl das reizlindernde und krebshemmende Betulin aus der Birke enthalten als auch pilztypische Antibiotika wie beispielsweise das Piptamin. Der Pilz eignet sich gut zur Herstellung von Tees und alkoholischen Tinkturen.

Sammelzeit
Ab September, je nach Wetter mehr oder weniger weit in den Winter hinein.
Gefährlicher Doppelgänger
Zimtfarbener Weichporling *(Hapalopilus nidulans)*: weichfleischig (gibt auf Fingerdruck nach); nicht weiß, auch nicht cremeweiß, sondern in allen Teilen stumpf zimtfarben. Tödlich giftig.

INFO

Seinerzeit wurde er auch als Messerscheide verwendet: Er schützt vor Rost, und man kann damit das Messer gefahrlos einstecken. Sie können mit diesem Pilz auch Silber zum Glänzen bringen und Messer schärfen. Der Birkenporling gehört außerdem zu jenen Pilzen, die einst zur Papierherstellung verwendet wurden.

Wirkung

Antibakteriell (v. a. gegen *Helicobacter pylori*, den häufigsten Gastritis-Erreger), magenschützend, entzündungshemmend, cholesterinsenkend, immunmodulierend, wurmtreibend

Anwendung in der Volksheilkunde

Mund-, Magen- und Darmbeschwerden (v. a. Gastritis), senkt Blutdruck, -zucker und Cholesterin (wenn erhöht); entgiftend und allgemein kräftigend

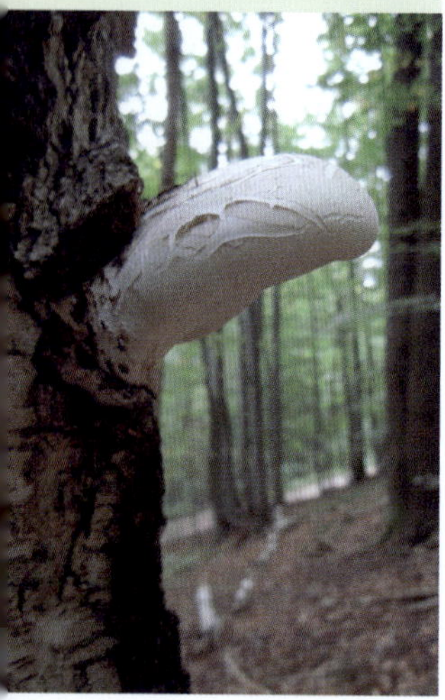

Birkenporlings-Abkochung

1 EL getrocknete, zerkleinerte Birkenporlinge, 0,5 l kaltes Wasser

Pilze mit dem Wasser zustellen, einmal aufkochen lassen und vom Feuer nehmen, 10 Minuten ziehen lassen, abseihen und trinken. Das Pilzmaterial in einem Schraubglas in den Kühlschrank stellen. Am nächsten Tag wieder mit 0,5 l Wasser zustellen und 10 Minuten köcheln lassen. Erneut 10 Minuten ziehen lassen, abseihen und trinken. Das Pilzmaterial wieder über Nacht kühl stellen. Am dritten Tag noch mal mit 0,5 l Wasser zustellen und 20 Minuten auskochen. Abseihen und trinken. Danach das Pilzmaterial verwerfen. Die Abkochung pur, mit Apfelsaft oder Honig gesüßt trinken. Die Abkochung wird von Mal zu Mal klarer und im Geschmack schwächer. Je weniger beim ersten und zweiten Mal gekocht wird, desto kräftiger wird die dritte Abkochung sein. Hier darf experimentiert werden.

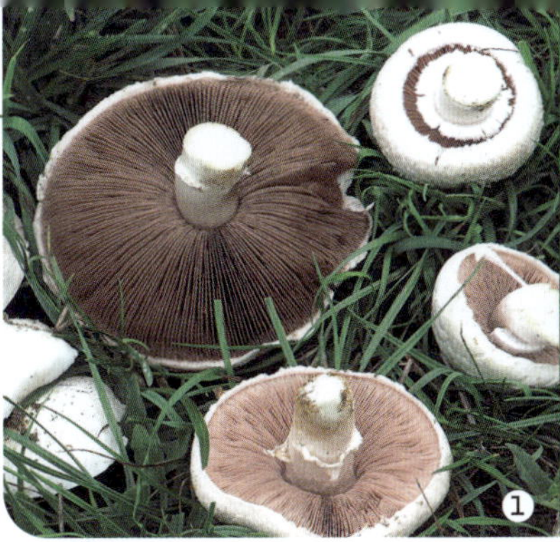

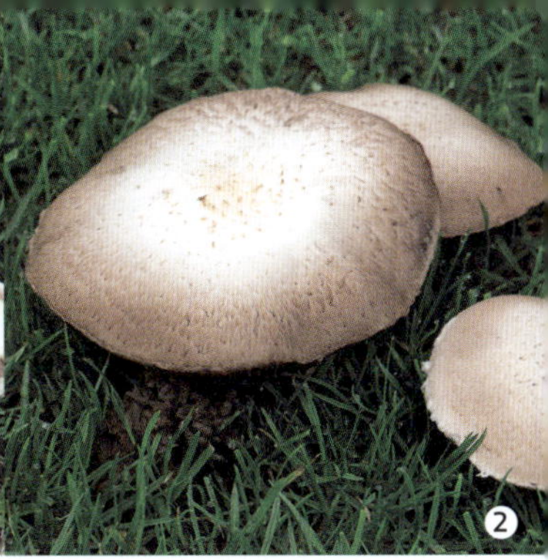

Häufig!

Vorsicht! Giftiger Doppelgänger!

Champignon, Egerling
Agaricus sp.

Diese wohl bekanntesten aller Pilze verwirren mit ihren vielen Namen und ihrem ähnlichen Aussehen. Wichtig ist aber nur, die Giftigen zu erkennen, denn die ungiftigen Champignons sind untereinander austauschbar. Im Gegensatz zu den Zuchtpilzen im Gemüseregal können wild gewachsene Champignons einen sehr hohen Vitamin-D_2-Gehalt haben. Champignons haben niemals reinweiße Lamellen (→ Bild 1). Ganz jung sind sie zumindest cremeweiß und verfärben sich dann über rötlich bis schokobraun; sind sie einmal schwarz, ist der Pilz zu alt. Wiesenchampignons (→ Bild 2) können

MERKMALE

Größe
4–13 (16) cm

Aussehen
Hut **kreisrund, gewölbt, mit ungerieftem Rand;** ***Huthaut*** **cremeweiß bis haselbraun, glatt, fasrig oder schuppig; nie schmierig.** ***Lamellen*** **in der Jugend blassrosa, zur Reife braun, im Alter schwarzbraun; niemals weiß! Der** ***Stiel*** **steht mittig, hat einen nicht verschiebbaren Ring, der bei manchen Arten doppelrandig ist, jedoch leicht vergänglich, daher oft nicht mehr vorhanden. Im Schnitt und auf Druck schwach rötend, selten stark rötend.**

Konsistenz, Geruch, Geschmack
Geruch angenehm pilzig, seltener anisartig, niemals nach Karbol oder Fisch. Gilbende Arten sind nur essbar, wenn sie nach Anis riechen.
Standort
Symbiosepilz; Wald, Wiese, Gärten und Parks, am Boden stehend.
Sammelzeit
September, Oktober (vom Spätsommer bis zum Frost), Stadtegerlinge auch im Frühsommer.

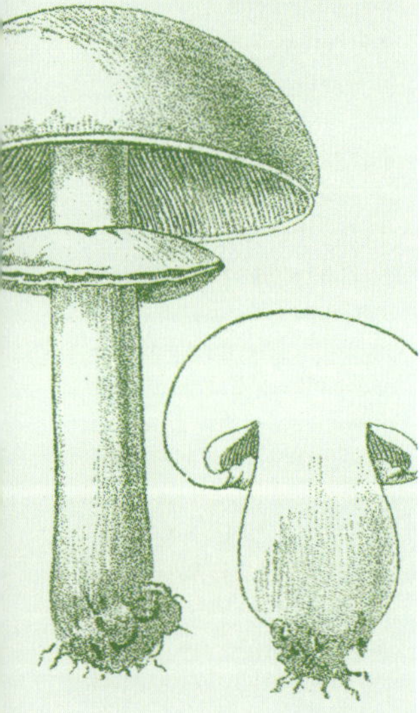

mit ihren fasrigen, braunen Schuppen dem Parasol ähneln. Essbare Wildchampignons sind: Waldchampignon, Wiesenchampignon (= Feld- oder Wiesenegerling), Porphyregerling, Stadtegerling, Anisegerling (= Schafchampignon), Riesenchampignon, Sand-Egerling (= Dünenchampignon), Sommer-Egerling (= Frühlingschampignon). Alle Arten, die deutlich pilzig riechen und keine gelbe Stielbasis haben sowie solche, die nach Anis riechen, sind immer essbar.

Kulinarik

Auch Champignons sollte man in der Regel gekocht verspeisen. Rohe Champignons werden nicht von jedem und – selbst wenn – nur in sehr geringen Mengen gut vertragen. Auch die russischen Salzchampignons werden vor dem Servieren noch mitgekocht.
Achtung: Vor allem gilbende Arten können Schwermetalle speichern. (Auf sauberen Standort achten!) Nicht regelmäßig und nur wenig verzehren.

Russische Salzchampignons

1 kg junge, feste Champignons, 3 geschälte, gehackte Zwiebeln, 300 g Natursalz, (unjodiert, ohne Fluor und Rieselhilfen), 2 EL Pfefferkörner

Die Champignons trocken reinigen, die Stiele kürzen, die Hüte häuten und mit den Lamellen nach unten in ein Einmachglas schichten. Mit Salz, Zwiebeln und Pfeffer bestreuen. Wiederholen, bis das Glas voll ist. Mit einer Holzscheibe o. Ä. abschließen und mit einem Stein beschweren, damit die Pilze zusammensacken. Täglich mit Pilzen auffüllen und wieder beschweren, bis sie sich nicht mehr setzen. Kalt stellen und 1 bis 1,5 Monate ziehen lassen. Die Pilze sind mehrere Wochen oder Monate haltbar.

Tipp: Salzpilze sind eine russische Spezialität. Sie werden als Beilage zu allen Fisch- und Fleischgerichten serviert. Dazu einige Stunden in kaltes Wasser legen. Das Wasser mehrmals wechseln, bis das überschüssige Salz entfernt ist. Anschließend im selben Wasser gar kochen.

Gefährliche Doppelgänger

Knollenblätterpilz *(Amanita phalloides)*: weiße Lamellen, verdickte Stielbasis in häutiger Scheide

Karbolegerling *(Agaricus xanthodermus)*: stark gilbend an der Stielbasis, unangenehmer, »chemischer« Geruch (nach Karbol oder Tinte); gewölbter Hut, v. a. nach dem Aufschirmen oben plateauartig abgeflacht

Falscher Waldegerling *(Agaricus freirei)* und Falscher Wiesenegerling *(Agaricus pseudopratensis)*: ähneln dem echten Wald- bzw. Wiesenegerling. Der Falsche Wiesenegerling kann an der Stielbasis leicht gilben. Meist jedoch beide nicht gilbend, sondern rötend. Schwacher Karbolgeruch, der im Alter deutlicher wird. Beide sind Klima-Zuwanderer aus dem Süden.

TIPP

Im Frühling kann man den Knoblauch durch 20 bis 30 Bärlauchblätter ersetzen, dann getrocknete Champignons oder Salzchampignons verwenden. Im Herbst den Knoblauch und die Butter mit 3 EL kräftiger Bärlauchbutter tauschen.

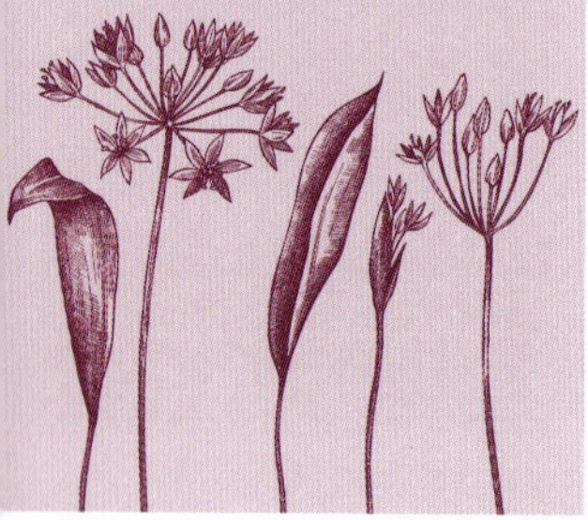

Strudelfülle oder Belag für Flammkuchen oder Pizza

1 kg frische Wildchampignons, 3 EL Butter oder Butterschmalz (= Ghee), 1 Zwiebel, 4 Knoblauchzehen, 200 ml Weißwein, Salz und Pfeffer aus der Mühle, 200 g Ziegenfrischkäse, frische Schafgarbe und Gundermann nach Belieben, 1 Msp. Tonkabohne

Pilze in Scheiben schneiden und in der Butter anbraten, bis die ausgetretene Flüssigkeit verdunstet ist. Geschälte und fein gehackte Zwiebel und Knoblauch dazugeben und glasig braten. Den Wein hinzugeben und weiter garen, bis er verdunstet ist. Würzen und abkühlen lassen. Die Hälfte des Ziegenkäses zerbröseln, die Kräuter hacken, die Tonkabohne darüberreiben und alles unterrühren. Die Fülle auf dem Teig verteilen, den restlichen Käse darüberbröseln und je nach Bedarf backen.

Hausapotheke

Tatsächlich zeigen auch Champignons Heilwirkungen. Interessant ist die traditionelle Anwendung als Lebertonikum. Eine gesunde Leber ist Voraussetzung für eine stabile Verdauung und gute Blutwerte.

Champignon-Salz-Verreibung

1 EL fein gehackte frische Champignons, 100 g Natursalz

Beides im Mörser 20 bis 30 Minuten lang verreiben. In einem Schraubglas kühl und dunkel aufbewahren. Davon täglich ½ TL in 200 ml Wasser verrühren und über den Tag verteilt schluckweise trinken, zum Gurgeln oder als Pilzsalz zum Würzen verwenden. Champignonsalz pflegt die Mund- und Rachenschleimhaut und beugt Infektionen vor.

Champignon-Tee

Für die Verdauung, Blutzucker, Tumorprophylaxe und Nerven: Tee laut Anleitung auf Seite 64 zubereiten. Auf Wunsch mit 1 TL Lindenhonig süßen, um den blutreinigenden und nervenberuhigenden Effekt zu verstärken. Etwas geriebene Tonkabohne unterstützt die stimmungsaufhellende, beruhigende Wirkung zusätzlich.

Wirkung
Allgemein stärkend und vitalisierend, verdauungsfördernd, blutzuckersenkend, milchbildend (bei Stillenden), gegen Burn-out und Stress, vorbeugend gegen hormonabhängige Tumore wie Brust- und Prostatakrebs, begleitend in der Tumortherapie. Einige Arten wirken antibiotisch, z. B. gegen *Helicobacter pylori*, einem häufigen Gastritis-Auslöser.

Anwendung in der Volksheilkunde
Bronchitis, Schleimhautentzündungen, Akne, Gicht; Anti-Aging-Mittel und zur Stärkung der Leber

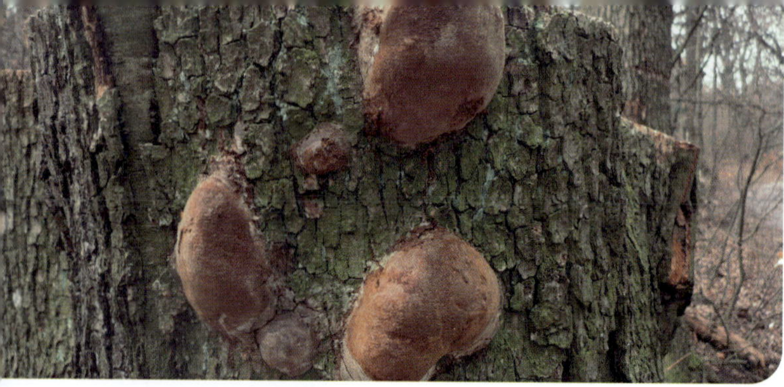

Eichenfeuerschwamm

Fomitiporia robusta

Häufig!

MERKMALE

Größe

Sehr alte Fruchtkörper bis 30 cm Breite und mehr, Höhe bis 25 cm.

Aussehen

Die *Fruchtkörper* sind anfangs rundknollig, erst ältere Exemplare werden annähernd konsolenförmig. Jung mit hellbräunlicher, später grauer oder schwarz-krustiger *Hutoberseite*, oft durch Algenbewuchs grünlich. *Zuwachskante* und *Hutunterseite* (= Porenschicht) samtig und hellbeige, ockerbraun bis gold- oder zimtfarben. *Sporen* farblos bis braun.

Feuerschwämme sind weitverbreitet und häufig. Die Arten sind nicht ganz leicht zu unterscheiden, aber sie weisen ähnliche Inhaltsstoffe auf und haben daher auch vergleichbare Wirkungen. Sie sind sehr hart und schwierig zu ernten, dafür sind sie ganzjährig verfügbar. Feuerschwämme sind nach ihrer Nutzung zum Feuermachen benannt: Gut getrocknet, glimmen sie schwach, aber ausdauernd vor sich hin und erhalten so die Glut. Auch wenn dies nicht auf alle Feuerschwämme zutrifft.

Interessant: Spechte bauen ihre Nisthöhlen mit Vorliebe in Bäumen, die vom Feuerschwamm befallen sind.

Der Stamm wird im Inneren morsch und lässt sich leicht aushöhlen. Die Fruchtkörper des Pilzes ergeben ein Vordach für den Höhleneingang.

Hausapotheke

Dieser Baumpilz ist so hart, dass Ernte und Verarbeitung eine gewisse Einsatzbereitschaft erfordern und einige Kalorien verbrauchen. Mit etwas Glück findet man ihn an liegendem Holz, sodass man ihm mit Säge und Raspel zu Leibe rücken kann (Sammeltechnik und Verarbeitung → Seite 50 ff.). Wenn er auch nicht zu den traditionellen Heilpilzen gehört, ist aufgrund seiner Inhaltsstoffe doch von einer Heilwirkung auszugehen. Darunter Melanine, Sterole und Sesquiterpene – Letztere sind häufig Bestandteil ätherischer Öle.

Eichenfeuerschwamm zur allgemeinen Stärkung

Der Pilz eignet sich – in geraspelter Form oder fein geschnitten – für die Extraktion in Alkohol oder Essig sowie für Abkochungen (→ Seite 65).

Standort
Fast nur an großen, alten Eichen, selten an anderen Laubbäumen; gewöhnlich in Gruppen.
Sammelzeit
Ganzjährig.
Gefährliche Doppelgänger
Keine.

Wirkung
Immunstimulierend, antioxidativ, virenhemmend, vermutlich schützend für die Bauchspeicheldrüse (Diabetesprophylaxe, evtl. auch -therapie), schützend für Zellkern und Erbgut
Anwendung in der Volksheilkunde
Dieser Baumpilz gehört nicht zu den traditionellen Heilpilzen, daher gibt es hier keine Überlieferungen.

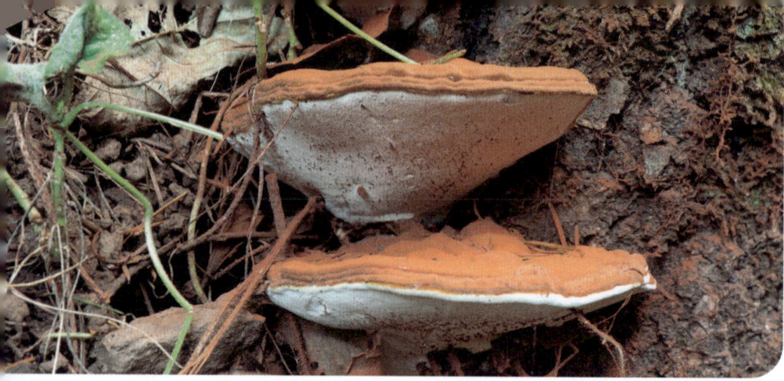

Flacher Lackporling, Malerpilz

Ganoderma applanatum, G. lipsiense

Häufig!

MERKMALE

Größe

Gewöhnlich bis 40 cm breit (es gab Funde von mehr als 1 m Breite!), 20–30 cm vom Holz abstehend, wenige Zentimeter dick

Aussehen

Hut nur ganz jung knubbelig, bald konsolenförmig, flach und breit, *Zuwachskante* scharf und weiß. *Hutoberseite* konzentrisch gefurcht. Die lackartige, dünne *Kruste* ist mit dem Fingernagel leicht einzudrücken und schmilzt in einer Flamme. Sieht aus wie mit Zimt bepudert (außer

Flache Lackporlinge können sehr groß werden, der Rekord für einen Hut liegt bei 52 Kilogramm! Und bei den Dena'ina-Indianern in Susitna, Alaska, erzählt man sich von einem einzelnen Hut, der eine Viertelmeile breit gewesen sein soll … Seine Einsatzgebiete ähneln jenen des legendären Reishi-Pilzes *(Ganoderma lucidum*, auch Ling-zhi), doch ist der Flache Lackporling in Deutschland viel häufiger als der Reishi. Der Pilz produziert seine eigene Thermik: Feine Aufwinde lassen die Sporen nach oben schweben, sodass nicht nur der ganze Pilzhut damit bedeckt wird, sondern auch die benachbarten Kräuter und die Rinde des Wirtsbaumes. Ein einzelner Hut soll sagenhafte fünf Trillionen Sporen pro Jahr abgeben.

Hausapotheke

Der Flache Lackporling wurde in China auch als »Roter Mutter-Pilz« und »Uralter Ling-zhi« bezeichnet. Auch die überlieferten Einsatzgebiete sind ähnlich wie beim Ling-zhi bzw. Reishi. Naturpraktiker berichten außerdem von Erfolgen bei Schilddrüsenerkrankungen (Bsp. Hashimoto-Thyreoiditis) und Virusinfektionen (in Kombination mit Melisse gegen Lippen- und Genitalherpes sowie Gürtelrose).
NICHT kurmäßig eingenommen werden soll der Flache Lackporling bei gleichzeitiger Einnahme von ACE-Hemmern zur Blutdrucksenkung!

Stärkender Malerpilz-Trunk

3 bis 5 g vom getrockneten Pilz und 500 ml Wasser zum Kochen bringen und 1 bis 2 Stunden mit Deckel leicht

nach Regen), erscheint daher matt-rotbraun. *Hutunterseite* weiß, auf Druck rasch und deutlich bräunend. (Mit dem Fingernagel »beschreibbar«!) Häufig sind schwarze »Zitzengallen« einer Pilzfliege zu sehen, die im Flachen Lackporling ihre Eier ablegt. *Fleisch* im Schnitt braun und weiß geadert. *Sporenpulver* rotbraun.

Standort
Vor allem an Buchen, an Eichen und anderen Laubbäumen; gern in Bodennähe, v. a. am Fuß dicker Stämme.

Sammelzeit
Ganzjährig.

Gefährlicher Doppelgänger
Zimtfarbener Weichporling *(Hapalopilus nidulans)*: weich, fleischig (keine Kruste, gibt auf Fingerdruck nach), rundum zimtfarben, verfärbt sich nicht auf Druck, nicht »beschreibbar«. Tödlich giftig.

Wirkung
Antibakteriell, entzündungshemmend, immunstärkend bzw. -ausgleichend, tumorhemmend, cholesterinsenkend, blutzuckersenkend, leberschützend
Anwendung in der Volksheilkunde
Gelenkentzündungen und -schmerzen (Bsp. rheumatoide Arthritis oder Gicht, etwa mittels Pilzabkochung als Fußbad), Atemwegsbeschwerden, Augenprobleme; zur allgemeinen Konstitutionsstärkung

köcheln lassen. Über den Tag verteilt (2- bis 3-mal) warm trinken. Durch Zugabe von Sanddornsaft oder -mus mit Vitamin C anreichern. Der bittere Geschmack ist ein gutes Indiz für den Wirkstoffgehalt der Abkochung. Er kann durch Honig gelindert werden. Dr. Ryan Drum, Mitglied der Amerikanischen Kräuter Gilde (AHG), verordnet Abkochungen vom Malerpilz bei Hashimoto-Thyreoiditis. Er empfiehlt, pro Tag 355 ml von der abgekühlten Abkochung zu trinken. Nach 3 Tagen 1 bis 2 Tage pausieren und von vorn beginnen.

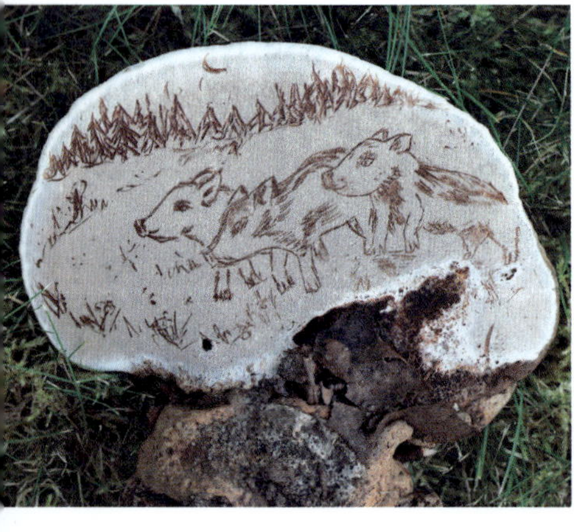

INFO

Auf der Unterseite des Flachen Lackporlings kann man mit jedem spitzen Gegenstand schreiben und zeichnen. Richtige Meisterwerke wurden bereits auf der Porenschicht des »Malerpilzes« geschaffen.

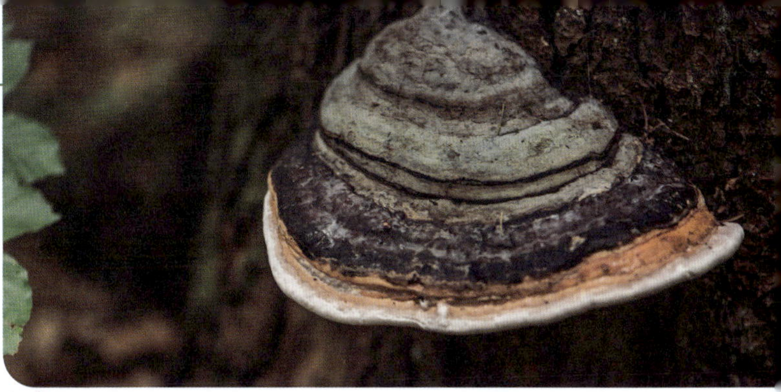

Häufig!

Gemeiner Feuerschwamm, Falscher Zunderschwamm

Phellinus igniarius

Auch dieser Feuerschwamm ist weitverbreitet. Im Alter sieht er dem Echten Zunderschwamm ähnlich, lässt sich aber nur schwer vom Baum lösen. Der Artname »igniarius« kommt von lateinisch »ignire« für anzünden, obwohl er zum Feuermachen kaum zu gebrauchen ist. Interessant: Der Gemeine Feuerschwamm wurde in Norddeutschland einst als »Proppholt« bezeichnet, entsprechend der Verwendung seiner Fruchtkörper zur Herstellung von Pfropfen. Noch interessanter: seine antientzündlichen, leberschützenden und antidiabetischen Eigenschaften.

MERKMALE

Größe

Breite 6–30 cm und mehr, bis zu 20 cm vom Baumstamm abstehend, am Holz bis zu 20 cm dick.

Aussehen

Hut **jung halbkugelig, später zunehmend hufförmig-konsolenförmig, manchmal flach, manchmal wuchtig, manchmal jedoch gänzlich resupinat. Sehr fest mit dem Holz verwachsen und kaum zu entfernen.**

Oberseite **zunehmend krustig, grau-schwarz und deutlich rissig, mit wulstigen konzentrischen Ringen.**

An der *Unterseite* die zarte, weißliche Porenschicht. Im Inneren kein Mycelialkern, daher besonders schwer zu ernten. *Sporen* weiß bis milchkaffeebraun.

Standort
Auf absterbendem Holz von Pappel, Weide, Apfel, Erle, Birke u. a. Meist in Auwäldern oder an Ufern, weiter in Hochstammobstgärten; bis auf über 1600 m Seehöhe.

Sammelzeit
Ganzjährig.

Gefährliche Doppelgänger
Keine.

Wirkung
Antioxidativ, krebsvorbeugend, krebshemmend, entzündungshemmend, leberschützend, immunstimulierend bzw. -ausgleichend, bindegewebsstärkend

Anwendung in der Volksheilkunde
Gegen eitrige Geschwüre, Magenschmerzen, Darmprobleme; durchblutungs- und menstruationsfördernd, milzstärkend

Hausapotheke

Dieser steinharte Pilz ist nicht essbar, er enthält jedoch viele medizinisch interessante Inhaltsstoffe. In Asien gilt er als wichtiger Heilpilz. In der Volksheilkunde wird er für Abkochungen verwendet und bei Durchfall und Magenproblemen eingesetzt. In Rumänien wird der Pilz in Apfelessig angesetzt und so als Tierarzneimittel bei Durchfall verabreicht.

Feuerschwamm-Tee

15–20 g Pilzpulver mit ½ l Wasser zu Tee aufbrühen. Täglich in zwei Portionen trinken. Ein angenehm schmeckender Tee mit fein-fruchtigem, kräuterartigem Aroma.

Feuerschwamm-Essig gegen Durchfall

Laut Anleitung auf Seite 66 ff. einen Essigansatz herstellen. Davon bei Durchfall dreimal täglich 20 Minuten vor den Mahlzeiten 1 bis 2 TL in ein Glas Wasser rühren und trinken.

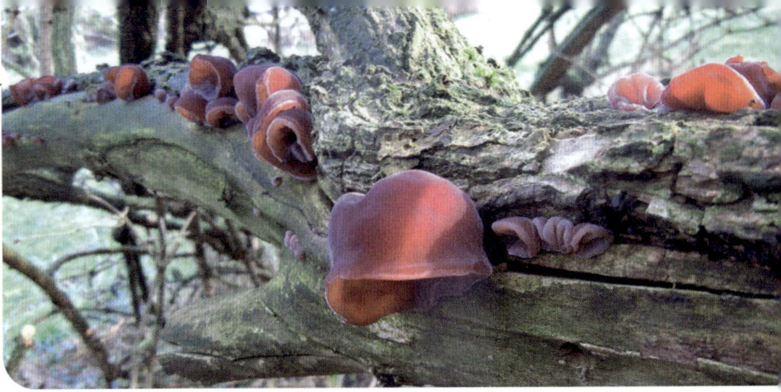

Häufig!

Judasohr, Hollerpilz

Auricularia auricula-judae

Ein Rundum-Gesunderhalter, wenn vorbeugend eingenommen, und ein gutes Ausgleichsmittel, wenn etwas aus dem Lot geraten ist: Das Judasohr ist das europäische Pendant zum Mu-err, den schwarzen Pilzen in der Suppe im Chinarestaurant. Der Pilz ist weitverbreitet und häufig, vor allem im Winter. Und er ist fast unverwechselbar. Bei Trockenheit wird er klein und schrumpelig, bei Regen quillt er wieder vollständig auf. Sein Durchfeuchtungsvermögen verdankt er Stoffen, die auch in Algen vorkommen und in der Kosmetik verwendet werden. In Deutschland war das Judasohr »Pilz des Jahres 2017«.

MERKMALE

Größe

Bis 6 cm breit, selten größer.

Aussehen

Fruchtkörper **rötlich-braun (manchmal hellbraun, selten weiß), knorpelartig, elastisch, weich, muschelig-halbrund mit schmaler Anwachsstelle, erinnert an ein menschliches Ohr.**
Oberseite **matt-samtig, manchmal leicht geädert.**
Unterseite **etwas heller, weder Röhren oder Poren noch Lamellen.**
Sporen **weiß.**

Standort

Am liebsten auf abgestorbenen Holunderästen (→ Bild), zunehmend

auch auf anderen Laubhölzern.

Sammelzeit
Ganzjährig, nur von Juni bis September seltener.

Gefährliche Doppelgänger
Keine.

Wirkung
Immunmodulierend (ausgleichend), durchblutungsfördernd (Tinnitus, Arteriosklerose, Vorbeugung von Schlaganfall und Herzinfarkt), blutgerinnungshemmend (antithrombotisch, verbessert die Fließeigenschaften des Blutes), entzündungshemmend (v. a. bei Augen, Haut und Schleimhäuten, günstig bei Divertikulitis), bakterienhemmend, tumorhemmend, blutdruckregulierend, cholesterinsenkend, antidiabetisch,

Kulinarik

Ein Pilz mit hauchzartem Aroma. Judasohren haben kaum Kalorien, dafür hochwirksame Ballaststoffe und viele Nährstoffe, darunter Vitamin D_2, Vitamin B_1, viele Mineralstoffe und β-Carotin.

Wenn man auf die Suche geht und keine frischen Öhrchen findet, hat man hoffentlich getrocknete auf Lager. Diese dann einfach in kaltes Wasser legen, nach 15 Minuten sind sie wie frisch gepflückt. Da sie fast neutral schmecken, können sie zur Aufwertung fast allen Gerichten hinzugefügt werden. Die Pilze klein schneiden, in fertige Suppen und Eintöpfe geben und noch einige Minuten mitkochen lassen.

An der Konsistenz ändert das Kochen allerdings nicht viel. Braten lassen sich Judasohren kaum, da springen sie gern aus der Pfanne. Nachstehend finden Sie ein Rezept für den Rohgenuss. Allerdings gilt: Hat man die Pilze in Bodennähe gesammelt, sollte man sie aus Hygienegründen vor dem Schneiden blanchieren.

Wintersalat mit Judasohren

Pro Person 80 g Endiviensalat, ½ Handvoll frische Judasohren, Öl, Apfelessig, Salz und Pfeffer

Pilze feinnudelig schneiden und zum – ebenfalls feinnudelig geschnittenen – Endiviensalat mischen. Wen die knackig-gallertige Konsistenz stört, der schneide sie umso feiner. Für die Marinade Öl, Essig, Salz und Pfeffer mischen.

Tipp: An kalten Wintertagen heiße Kartoffeln untermischen und den Salat lauwarm servieren.

Hausapotheke

Das gallertige Judasohr steht für Durchfeuchtung, für die Flüssigkeitsversorgung und Durchblutung der Zellen und Gewebe. Wie alle Pilze unterstützt es die Verdauung und hilft, einen erhöhten Cholesterinspiegel zu senken. Besonders interessant sind seine Ballaststoffe, die u. a. an seinen tumorhemmenden Wirkungen und seinem Einfluss auf den Fettstoffwechsel beteiligt sind. Judasohren eignen sich als Speisepilz und

allgemein blutverbessernd, antioxidativ (Radikalfänger, Zellschutz), haut- und schleimhautdurchfeuchtend (günstig bei Divertikulose)

Anwendung in der Volksheilkunde

Hämorrhoiden, Durchblutungsstörungen, Tinnitus, Migräne, schlecht heilende Haut- und Schleimhautentzündungen, Augen-, Hals- und Rachenentzündungen, Muskelkrämpfe und Rückenschmerzen, Übergewicht, Vorbeugung von Schlaganfall und Herzinfarkt, allgemein vitalisierendes Stärkungsmittel

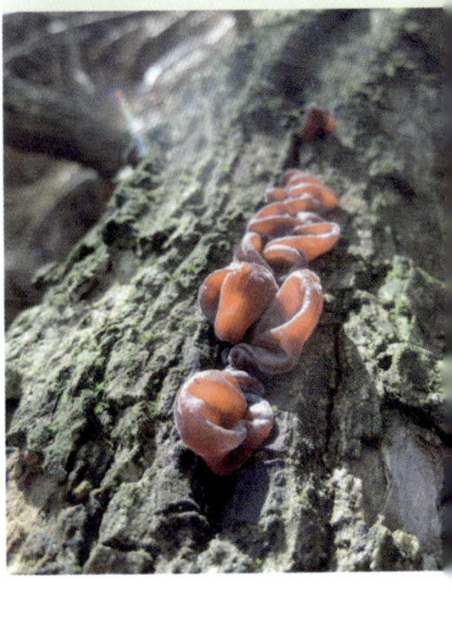

INFO

Die Legende erzählt, dass sich der Apostel Judas, des Verrats an Jesus überführt, an einem Hollerbaum erhängt haben soll. Zwar kennen wir den Holunder eher als Busch, dennoch zeugen noch heute die Judasohren davon ...

für die Weiterverarbeitung zu verschiedenen Heilmitteln. Regelmäßig eingenommen, wirken sie allgemein stärkend und schützend.

Kontraindikationen: Menschen, die Blutverdünnungsmittel oder Präparate der Rosenwurz *(Rhodiola rosea)* einnehmen, dürfen das Judasohr innerlich nicht kurmäßig anwenden, auch Frauen mit Kinderwunsch oder in den ersten Monaten einer Schwangerschaft nicht, denn das Judasohr hat eine antiadhäsive (»verklebungsverhindernde«) Wirkung. Das könnte dazu führen, dass eine befruchtete Eizelle sich nicht an die Gebärmutterschleimhaut anlagert bzw. ein bereits eingenisteter Fötus sich wieder ablöst.

Unsterblich machender Judas-Trunk

15 g Judasohren-Pulver und ½ l Wasser miteinander erhitzen und einmal aufkochen lassen. Vom Feuer nehmen und 10 Minuten ziehen lassen. Über den Tag verteilt trinken, nach Belieben mit Honig süßen (Pulverisieren → Seite 59 ff.).

Mittelalterliche Gurgelmilch

1 gestr. EL Judasohr-Granulat (bzw. 1 TL Pulver oder 15 g zerkleinerter Frischpilz), 250 ml Milch (vorzugsweise unhomogenisierte Ziegenmilch mit natürlichem Fettgehalt)

Pulver oder Pilze in Milch 10 Minuten quellen lassen. Erhitzen, 5 Minuten köcheln, 10 Minuten ziehen lassen. Immer wieder umrühren. Mehrmals täglich gurgeln, dazwischen verschließen und kalt stellen. Gut gegen Hals- und Rachenentzündungen.

Leberstreichwurst ohne Leber

150 g braune Linsen, 1 geschälte Zwiebel, 50 g frische Judasohren, 100 g Champignons, 2 EL Butter, 1 EL Olivenöl, 4 geschälte Knoblauchzehen, 2 TL Paprikapulver edelsüß, 1 TL Curcuma, 2 EL Majoran, ½ TL Pfeffer gemahlen, 1 TL Senf, etwas Salz

Linsen kochen. Zwiebel und Pilze fein hacken und mit dem Fett andünsten. Klein gehackten Knoblauch zugeben, etwas Linsenwasser beimengen und 15 Min. durchkochen lassen. Die restlichen Zutaten hineingeben und alles pürieren. Abschmecken. Ist gekühlt einige Tage haltbar.

ZITAT

Hollunderschwämme löschen und trucken nieder allerlei Hiz und Geschwulst, zuvor in Rosenwasser oder Wein gewicht und übergelegt.

Adamus Lonicerus, Kreuterbuch 1679

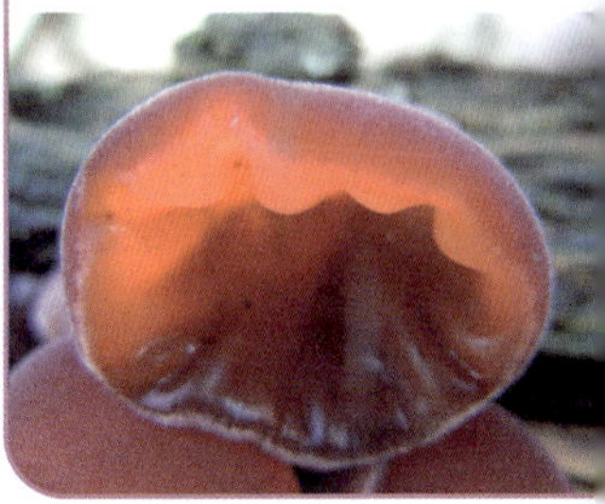

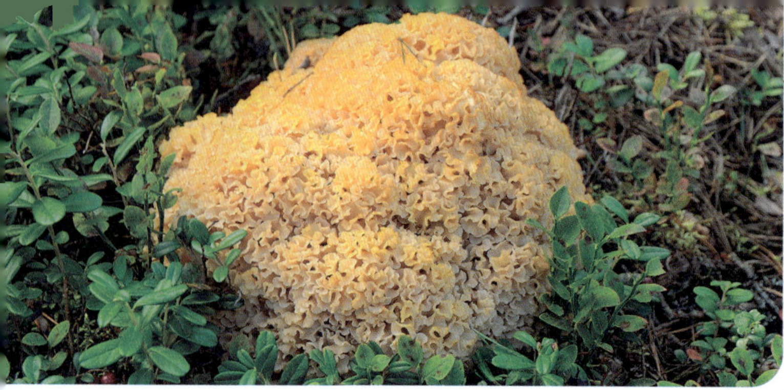

Krause Glucke, Fette Henne

Sparassis crispa

Vorsicht! Giftiger Doppelgänger!

MERKMALE

Größe

Durchmesser bis 30 cm und mehr, Höhe bis 20 cm, mitunter bis zu 5 kg schwer!

Aussehen

Fruchtkörper nicht in Hut und Stiel gegliedert, sondern unförmig rund, cremeweiß bis gelblich, aus gekräuselten, verzweigten, bandförmigen Rüschen. Sobald die Farbe ins Braune geht, ist sie nicht mehr zu verwenden. *Sporen* blass gelblich.

Standort

In Nadel- und Mischwäldern an der Stammbasis von Kiefern, seltener an Lärchen oder Fichten. Scheint manchmal am Boden zu

Ein Pilz wie ein Badeschwamm, ein Blumenkohl oder eine fluffige Henne, die sich ängstlich ins Unterholz duckt. In Russland wird die Krause Glucke seit jeher gegen Infektionskrankheiten eingesetzt. Zudem ist sie ein hervorragender Speisepilz, im Geschmack erinnert sie ein wenig an Auberginen. Sie will aber mit Vorsicht behandelt werden, da sie sehr brüchig ist.

Kulinarik

Ein delikater Speisepilz, der gebraten, paniert, frittiert, gedünstet und gekocht werden kann. Köstlich als Pilzragout, geröstet mit Speck und

Ei, als Schnitzel oder anstelle von Nudeln. Gluckenexperten warnen davor, ihn zu waschen, da er sonst an Geschmack verliert. Sie schneiden den Pilz in dicke Scheiben und reinigen ihn trocken mit einem Pinsel. Tatsächlich beherbergen Krause Glucken einiges an Kleintieren und Pflanzenteilen, die Reinigung erfordert durchaus Geduld und Hingabe. Der Strunk ist zu verwerfen: Er schmeckt bitter und kann Verdauungsstörungen auslösen. Was man nicht gleich verarbeiten kann, kann gut roh eingefroren werden.

Russische Glucken-Suppe

1–2 Zwiebeln, Öl, 1 Krause Glucke, ca. 1 EL süßes Paprikapulver, Salz, einige Pfefferkörner, Kümmel (ganz), Majoran, mehrere Knoblauchzehen, Mehl, Sauerrahm, etwas frischer Gundermann oder Schafgarbe (ersatzweise Petersilie oder Dill)

Zwiebel schälen, hacken und in einem großen Topf mit dem Öl glasig rösten. Von der Glucke die Röschen abschneiden und putzen, den Strunk verwerfen. Klein schneiden, zur

wachsen, ist aber als Parasit mit den Baumwurzeln verwachsen. Befällt lebende Bäume und kann nach deren Absterben noch jahrelang neben oder auf dem Baumstumpf erscheinen.

Sammelzeit
Sommer bis Spätherbst (meist August bis November).

Gefährlicher Doppelgänger
Bauchwehkoralle *(Ramaria mairei)*: hat keine Rüschen, sondern spitze, verzweigte Ästchen; verursacht heftige Bauchmerzen, Erbrechen und Durchfall.

Wirkung
Immunstimulierend, wachstumshemmend für Krebszellen, allgemein tumorhemmend, senkend bei erhöhtem Blutdruck und Blutcholesterinspiegel, durchblutungsfördernd (speziell im Gehirn), antidiabetisch, wundheilungsfördernd (bei Diabetes)
Anwendung in der Volksheilkunde
Verbesserung der Abwehrkräfte, Vorbeugung von Geschwulsten, Behandlung von Pilzinfektionen auf der Haut und im Körperinneren (Bsp. *Candida albicans*)

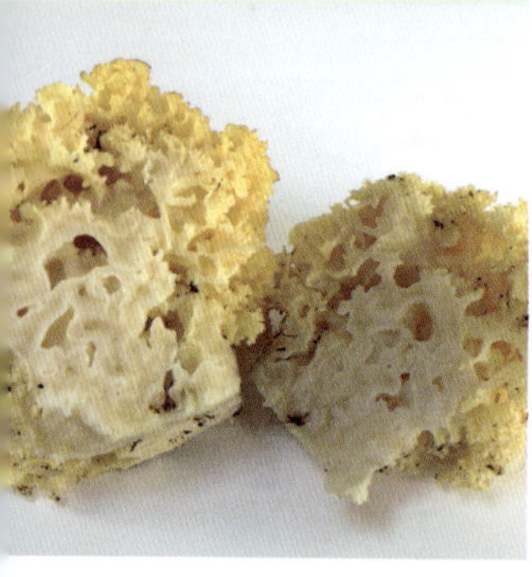

Zwiebel geben und einige Minuten mitbraten. Paprikapulver dazugeben, nicht zu heiß werden lassen, damit das Pulver nicht bitter wird. Mit so viel Wasser aufgießen, dass alles gut bedeckt ist. Salz, Pfeffer, Kümmel, Majoran und geschälten, fein gehackten Knoblauch dazugeben, einige Minuten köcheln lassen. 1–2 EL Mehl mit derselben Menge Öl schön glatt rühren und zur Suppe geben. Mit so viel Wasser aufgießen, dass die Suppe die gewünschte Konsistenz hat. Anrichten und nach Wunsch mit einem Klecks Sauerrahm und frischen Kräutern nach Geschmack garnieren.

Hausapotheke

Die Krause Glucke hat einen besonders hohen Gehalt an β-Glucanen, die eine sehr positive Wirkung auf das Immunsystem haben. Sie unterstützen eine gesunde Funktion des Immunsystems ohne überschießende (Allergien) oder selbstschädigende Reaktion (Autoimmunerkrankungen). Einige Studien ergaben auch vielversprechende Ergebnisse in der Krebstherapie. Sogar volksheilkundliche Anwendungen sind schon teilweise bestätigt.

Krause-Glucke-Extrakt

½ kg vom frischen, nicht gewaschenen Pilz,

1 l Wodka oder Korn (38 Prozent)

Den Pilz grob zerkleinern, Tiere und gröbere Verunreinigungen entfernen. Den Pilz in ein Schraubglas geben, mit dem Alkohol übergießen und verschließen. 3 bis 4 Wochen dunkel und warm ziehen lassen. Danach erst durch ein Sieb und anschließend durch einen Teestrumpf oder Kaffeefilter seihen. In dunkle Flaschen füllen und beschriften.

Der Extrakt dient der Infekt-Prophylaxe, aber auch der Behandlung von Pilzinfektionen. Zur kurmäßigen Anwendung 20–30 Minuten vor den Mahlzeiten (dreimal täglich) 1 TL mit 1 Glas Wasser oder 1 Tasse Tee einnehmen. Alle drei Wochen eine einwöchige Kurpause einlegen. Danach kann die Kur bei Bedarf fortgesetzt werden.

INFO

Ihre Schwester, die Breitblättrige Glucke, ist ebenso essbar und kann doppelt so groß werden. Sie hat manchmal ein seifiges Aroma, das sie mitunter schon am Standort verströmt. Außerdem ist sie nur in wenigen Regionen häufig und daher als Speisepilz kaum relevant.

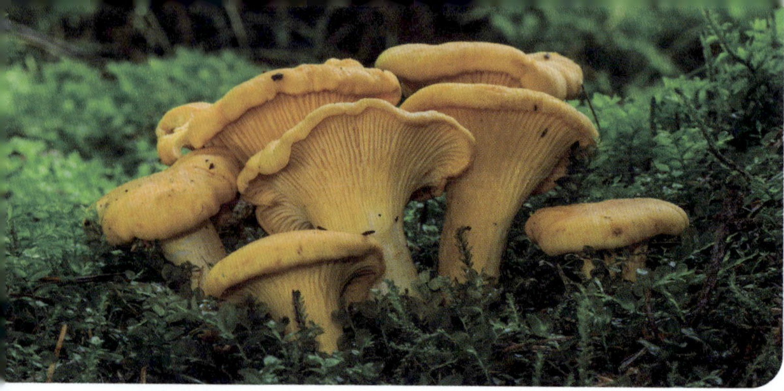

Pfifferling, Eierschwammerl

Cantharellus cibarius

Häufig!

Vorsicht! Giftige Doppelgänger!

MERKMALE

Größe

Durchmesser 2–8 cm, selten mehr als 10 cm, Höhe 5–10 cm.

Aussehen

Farbe in allen Teilen blassgelb bis zitronen- oder dottergelb, fließender Übergang zwischen Hut und Stiel. *Hut* kreisrund, jung halbkugelig gewölbt. Später trichterförmig mit gewelltem, zunehmend eingerolltem Hutrand. *Unterseite* mit festen, unverschiebbaren Leisten, die sich gabeln und weit über den Stiel hinablaufen. *Stiel* fest und voll, nach unten schmäler werdend.

Ähnlich bekannt wie die Champignons, sind Pfifferlinge in Deutschland und Österreich inzwischen selten geworden. Sie stehen daher unter Schutz, das heißt, sie dürfen noch in Haushaltsmengen gesammelt werden, nicht aber zu gewerblichen Zwecken.

Die Pfifferlinge im Handel kommen aus Osteuropa. Vermutlich reagiert der Pilz empfindlich auf Luftverschmutzung und Trockenheit, weil sein Mycel ganz knapp unter der Erdoberfläche wächst. Hier gilt ganz besonders: Bestandsschonend sammeln und mehr stehen lassen, als man nimmt!

Der Pfifferling verdankt seine schöne Farbe verschiedenen Carotinoiden, u. a. dem Canthaxanthin, das er mit Flamingos und Krabben gemeinsam hat. Es wirkt antioxidativ und schützt daher die Zellen vor Zerstörung durch freie Radikale.

Kulinarik

Der Pfifferling liefert reichlich verdauungsfördernde Ballaststoffe, viel Eisen, einige B-Vitamine (v. a. Niacin), den Rohstoff für das Wohlfühlhormon Serotonin. Er enthält mehrere antioxidative Carotinoide, die außerdem Rohstoff für das Augen-Vitamin A sind. Der hohe Vitamin-D_2-Gehalt bleibt auch in getrockneten Pfifferlingen über Jahre erhalten. Der Pilz ist kaliumreich und natriumarm und daher gut bei erhöhtem Blutdruck. Sogar Spuren von Silber wurden nachgewiesen.
Achtung: Pfifferlinge niemals roh essen! Sie enthalten Hämagglutinine, die zum Verklumpen der roten Blutkörperchen und so zur Beeinträchtigung des Blutflusses führen.

Konsistenz, Geruch, Geschmack
Konsistenz **auf Druck festfleischig.** *Geruch* **pilzig-fruchtig.** *Geschmack* **aromatisch-pfeffrig.**
Standort
Symbiosepilz – am liebsten in Fichtenwäldern, auch unter anderen Nadelbäumen oder in Laubmischwäldern, z. B. in Erde, Humus, Torf, auf Moos und Nadelstreu.
Sammelzeit
Frühling bis Spätherbst.
Gefährliche Doppelgänger
Falscher Pfifferling *(Hygrophoropsis aurantiaca)*: auf Druck weich und schwammig statt zäh, Geschmack mild. Größere Mengen können zu Verdauungsstörungen führen.
Ölbaumtrichterling *(Omphalotus olearius)*: Geruch neutral bis unangenehm. Farbe orange(gelb) bis fuchsig braun. Hutunterseits echte, feine Lamellen. Stiel i. d. unteren Hälfte etw. bauchig. Stark giftig!

Wirkung
Antioxidativ, hemmend für bestimmte Krebszellen, schleimhautstärkend, Augenerkrankungen, hemmend für den antibiotikaresistenten *Helicobacter pylori* (Gastritis-Erreger)

Anwendung in der Volksheilkunde
Nachtblindheit, Augentrockenheit und Augenentzündungen, entzündliche Hautirritationen, als Tonikum für die Magen- und Atemwegsschleimhäute, Augenerkrankungen (inkl. Nachtblindheit), Darmparasiten, verschiedene Krebsarten, Leber- und Bauchspeicheldrüsenerkrankungen (einschließlich Leberzirrhose und Hepatitis C), Mandelentzündungen, bakterielle Atemwegsinfekte, erhöhter Blutdruck

Herzhafter Pfifferlingsalat

Für 4 Portionen: je 250 g Pfifferlinge, 250 g Salzkartoffeln, 250 g Cocktailtomaten, 200 g Feta, dazu nach Wunsch: gebratene Speckwürfel, bunte Paprikastreifen, halbierte Zucchinischeibchen, frische grüne Kräuter, etwas Knoblauch
Für die Marinade: 2 EL Apfelessig, 4 EL Kürbiskernöl, etwas Wasser, 1 TL Senf und ½ TL Salz

Pfifferlinge am besten nur trocken sauber pinseln. Nur bei starker Verschmutzung kurz spülen und schnell wieder trocken tupfen. Pilze garen, halbieren oder vierteln, Kartoffeln schälen, kochen und in kleine Stücke schneiden, Cocktailtomaten waschen und halbieren, Schafskäse würfeln. Alles mischen und mit Apfelessig, Kürbiskernöl, Wasser, Senf und Salz marinieren.

Hausapotheke

In der TCM werden Pfifferlinge bei Augenleiden und gegen Trockenheit verschiedenster Schleimhäute eingesetzt. Aus Osteuropa ist die Verwendung bei bakteriellen Infekten überliefert. Die Wissenschaft weist Sterole nach, die den traditionellen Einsatz gegen Tumoren erklärt. Pfifferlinge reichern kaum Schwermetalle an. Sie können sogar helfen, Radioaktivität aus dem Körper auszuleiten.

Pfifferlings-Tinktur

Ein Schraubglas zu gut einem Viertel mit halbierten frischen Pfifferlingen und mit Wodka auffüllen. Warm und dunkel ziehen lassen und täglich schütteln. Wenn die Pilze zu Boden gesunken sind, abseihen und in Flaschen abfüllen (Pilze gründlicher extrahieren → Seite 69 f.). Zur Vorbeugung und als Leberreinigung über 3 bis 4 Monate abends 1 TL mit warmem Tee einnehmen, bei Hepatitis auch morgens.

Augenöl – zur Augenpflege von innen

Um die Carotinoide des Pfifferlings zu extrahieren, wird aus Pfifferling-Pulver ein Ölansatz hergestellt (→ Seite 67). Davon täglich 1 TL auf den Salat, in die Suppe o. Ä. geben.

INFO

Eng verwandt ist die Herbsttrompete, in der zwei hitzestabile, stark tumorhemmende Verbindungen nachgewiesen wurden.

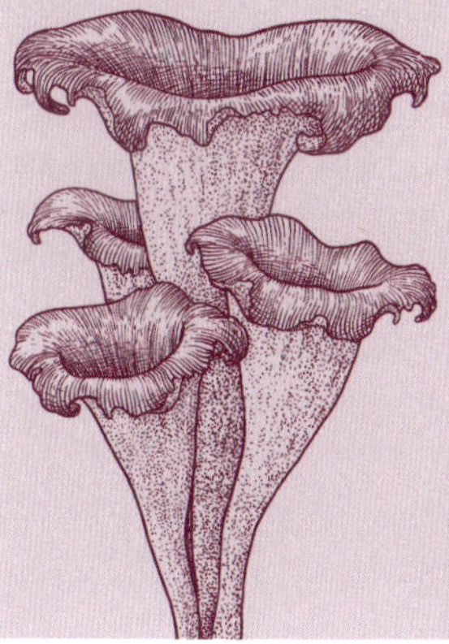

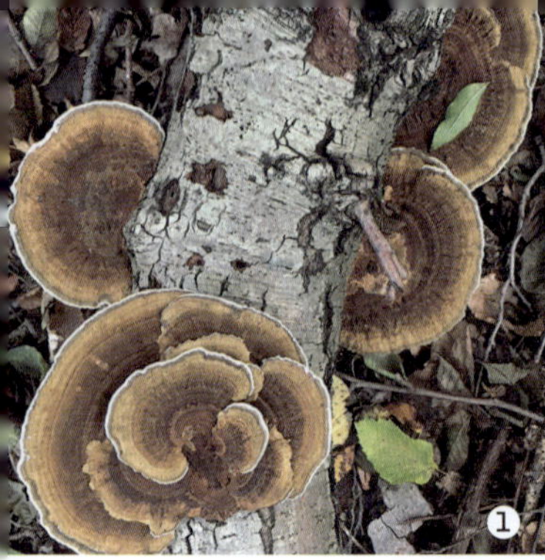

1

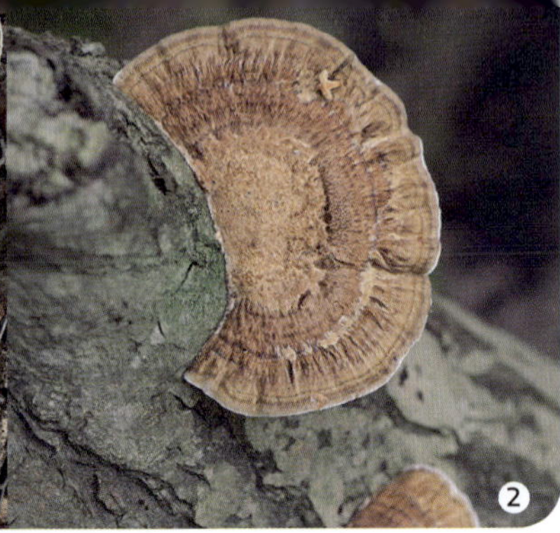

2

Häufig!

Rötende Tramete, Rötender Blätterwirrling
Daedaleopsis confragosa

MERKMALE

Größe
5–12 cm breit, am Ansatz bis 1–3 cm dick

Aussehen
Hut **flach konsolenförmig, tellerförmig ausgebreitet, Konsistenz korkig-zäh.** *Hutoberseite* **cremeweiß, ockergelblich, rötlich bis weinrot, mehrfarbig gemustert.** *Struktur* **wellig/grubig, unbehaart. Struktur und Färbung radial gezont. In der Wachstumsphase weiße** *Zuwachskante*. *Hutunterseite* **jung hellgrau, später dunkler – oft auch ganz rot (→ Bild 3).** *Poren* **am jungen**

Nicht von ungefähr ist dieser »Wirrling« nach Dädalus benannt, der in der griechischen Mythologie jenes Labyrinth erschuf, in dem sich der gefährliche Minotaurus verirren sollte: Denn *Daedaleopsis confragosa* zeigt unterseits ein labyrinthartiges Gewirr aus – namensgebenden – Schein-Lamellen (→ Bild 3). In Wahrheit ist auch er eine Tramete und somit ein Porling. »Rötend« bezieht sich auf rötliche Flecken, die beim unsanften Angreifen (im Pilzler-Jargon »Ärgern«) an frischen Hüten entstehen. Für die Hausapotheke ist die Rötende Tramete vor allem als

Mittel gegen Krankheitserreger interessant. So wurden in ihr Substanzen gefunden, die gegen Influenza-Viren wirksam sind.

Hausapotheke

Essen kann man Trameten nicht, sie alle sind korkig und zäh. Doch haben Studien gezeigt, dass sie ihre Wirkstoffe durch Heißwasserextraktion (Tees oder Abkochungen) freigeben. Ein gemeinsames Thema der Trameten ist die Bekämpfung von Bakterien und Viren. Bei der Rötenden Tramete wird das u. a. einem Stoff zugeschrieben, den man in ähnlicher Form aus Birken kennt. Er wirkt zudem dem »Ranzigwerden« (Oxidation) fetter Zellwandbestandteile entgegen und hält die Zellen dadurch elastisch. Er verhindert zugleich die Oxidation von Cholesterinpartikeln im Blut, die erst durch diese Oxidation gefährlich werden. Blutdruckregulierende und tumorhemmende Substanzen wurden ebenfalls nachgewiesen. Hinzu kommen schleimhautschützende, antimikrobielle Gerbstoffe.

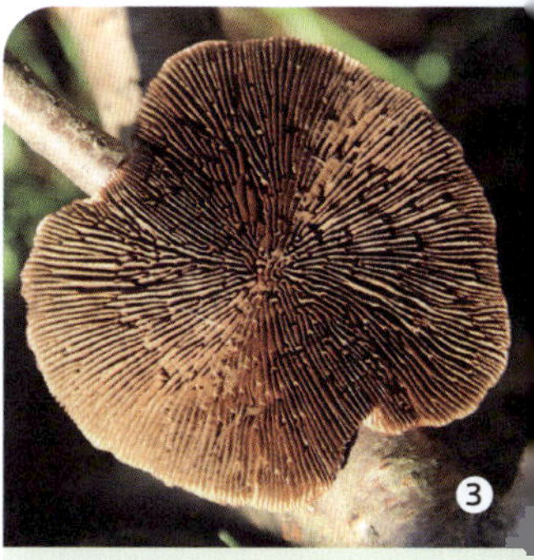

Hut rundlich, länglich oder labyrinthisch. Alt zunehmend eckig und Lamellenartig gestreckt. *Sporenpulver* **weiß-blassrosa.**

Standort

Hauptsächlich an abgestorbenem oder schon morschem Weiden-, Erlen-, Birken- und Pappelholz. Auch an dünneren Ästen und Zweigen, gern in Ufernähe.

Sammelzeit

Mai bis November, einjährig.

Leicht zu verwechseln

Birkenblättling *(Lenzites betulina, Trametes betulina)* (→ Seite 83), der jedoch oberseits fein-borstig behaart ist, und Eichenwirrling *(Daedalea quercina)*; beide röten nicht. Alle drei Pilze haben labyrinthisch

verzweigte, lamellenförmige Poren. Wie die Rötende Tramete trägt auch der Eichenwirrling den mythischen Labyrinth-Bauer Dädalus im wissenschaftlichen Namen. Er soll einst als Striegel für Pferde mit besonders empfindlicher Haut verwendet worden sein.

Wirkung
Antibakteriell, antiviral, antimykotisch, antioxidativ (ähnlich stark wie Vitamin E), blutdrucksenkend, tumorhemmend
Anwendung in der Volksheilkunde
Entzündungen, Infektionen, Hautprobleme

Erkältungsschutz-Essig

Pilze oder Pilzpulver, Apfelessig

Frische Hüte in Scheiben schneiden und in ein Schraubglas geben. Am Glas markieren, wie weit sie hinaufreichen. Mit naturtrübem Apfelessig aufgießen, bis der Ansatz um die Hälfte höher steht als die Markierung. Alternativ 5–10 g Pulver oder Granulat von der Rötenden oder der Dreifarbigen Tramete mit 100 ml Essig aufgießen.
Kühl und dunkel 3 bis 4 Wochen ziehen lassen, häufig gut schütteln. Abseihen, abfüllen und kühl und dunkel aufbewahren.
Zur Vorbeugung 2-mal täglich 1 EL in einem kalten oder warmen Getränk verrühren. ½ Stunde vor dem Essen trinken. Die Wirkung lässt sich mit 1 TL Blütenhonig verstärken. Er unterstützt die Infektabwehr, wirkt antioxidativ, antibakteriell und schleimhautpflegend.

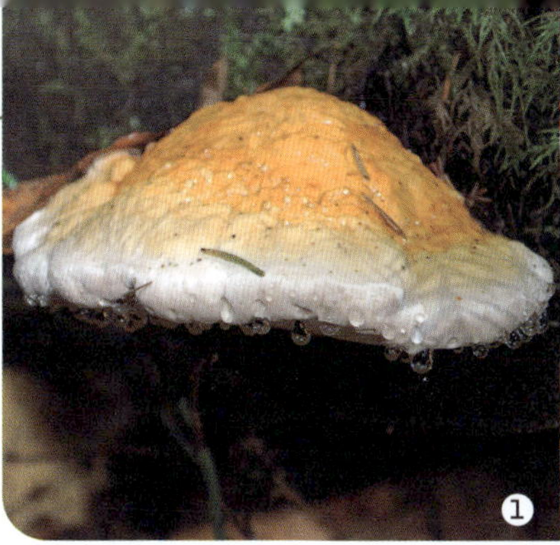

1

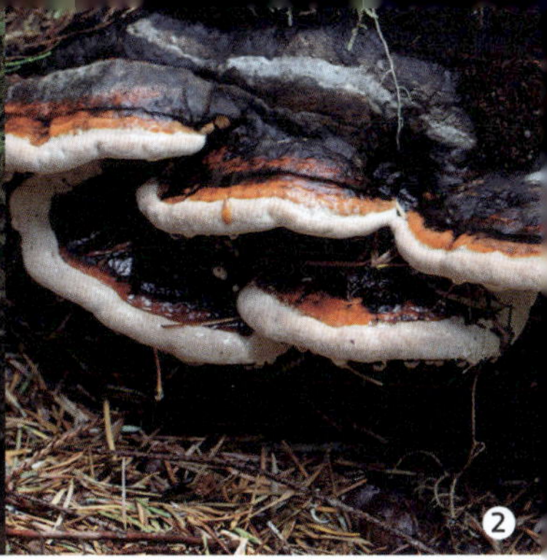

2

Rotrandiger Baumschwamm

Fomitopsis pinicola

Häufig!

Das »Chamäleon unter den Baumpilzen« hat sehr viele verschiedene Erscheinungsformen, und trotz seines Namens hat dieser schöne Pilz häufig keinen roten Rand. Junge Exemplare sind oft nur weiß und gelb (→ Bild 1), alte viel dunkler bis schwarz (→ Bild 2). Die Farben sind mehr oder weniger in ringförmigen Bändern (= Zonen) angeordnet, zwei- bis vierfarbige Hüte sind möglich. Alte Exemplare sind sehr hart. Der Pilz hat große Bedeutung in indianischen Medizintraditionen und ist auch in Europa erfreulich häufig. Unterscheidung vom Zunderschwamm: Die Kruste des Rotran-

MERKMALE

Größe

5–20 cm breit (selten 30 cm), bis zu 20 cm vom Baumstamm abstehend, am Stamm bis zu 10 cm hoch.

Aussehen

Hut **holzig, mehrjährig. Jung kugelig, später konsolenförmig.** *Oberseite* **in Stammnähe dunkelbraun, im Alter oft mit hellgrauer Kruste, die in der Flamme eines Zündholzes schmilzt. Nach außen hin rotbraun, orange bis gelb.** *Zuwachskante* **und** *Porenschicht* **(Hutunterseite) in der Wachstumsphase weiß, sonst gelblich. Junge Hüte sondern oft wässrige Tropfen ab (→ Bild 1).**

Standort
Am Stamm toter oder absterbender Bäume. Auf sehr vielen verschiedenen Baumarten, oft auf Nadelbäumen. Sehr häufig.
Sammelzeit
Ganzjährig.
Gefährliche Doppelgänger
Keine.

digen Baumschwammes schmilzt und brennt in der Flamme eines Feuerzeugs! Zudem ist der Zunderschwamm üblicherweise nicht bunt.

Hausapotheke

Dieser Porling ist aufgrund seiner Härte ungenießbar. Es gibt Hinweise, dass er Suppen beigefügt wurde, möglicherweise als Würze, zur Haltbarmachung und gleichzeitig zur Stärkung der Gesundheit. Allerdings riecht und schmeckt er oft unange-

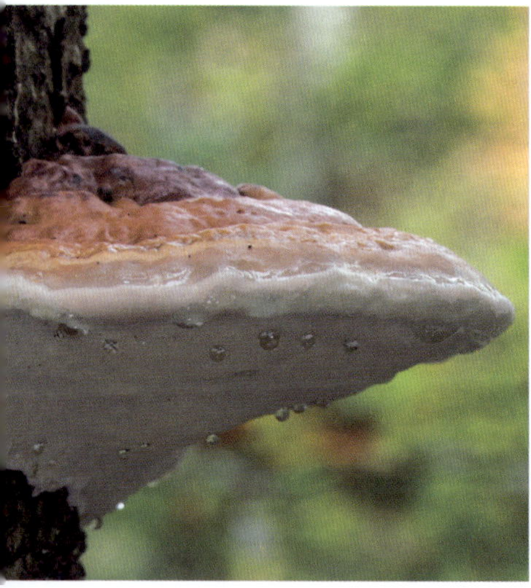

INFO

Zusammen mit Ammoniakwasser (auch »Salmiakgeist«) kann mit dem Rotrandigen Baumschwamm eine Gelbfärbung von Textilien erzielt werden. In Tirol taucht er als Hausschmuck auf, vermutlich mit praktischem Zusatznutzen: Der Pilz wurde wohl als Talisman zum Schutz der Wohnstatt verwendet.

nehm; ob das an der individuellen Wahrnehmung, am Standort oder an der Wachstumsphase liegt, konnte nicht geklärt werden – da hilft nur Ausprobieren. Traditionell wird der Pilz für Abkochungen und Extrakte verwendet: Er liefert nervenschützende Substanzen, dazu Gerbstoffe und Bitterstoffe, was seine abwehrsteigernde Wirkung erklärt.
Vorsicht: Nicht anzuwenden bei hormonellen Hitzewallungen oder Problemen mit der Gallenblase.

Baumschwamm-Abkochung

Abkochung nach Anleitung (→ Seite 65) herstellen. 1- bis 2-mal täglich auf nüchternen Magen trinken – über 3 bis 6 Monate.

Kosmetisches Hautöl

Eine Heißextraktion in Öl (→ Seite 68) herstellen. Täglich 1- bis 2-mal wenige Tropfen in die Gesichtshaut einmassieren oder einfach in die Hautcreme einrühren. Wirkt durchblutungsfördernd und durchfeuchtend.

Wirkung
Blutstillend, antibakteriell, entzündungshemmend, stärkend, immunisierend, blutzuckerregulierend, hemmend gegenüber Zelllinien von Zervikal- und Leberkrebs

Anwendung in der Volksheilkunde
Kopfschmerzen, Leber- und Milzleiden, Übelkeit, Entzündungen (auch im Verdauungstrakt), chronische Arthritis, chronischer Durchfall, wiederkehrendes Fieber, Blutungen; zur Entgiftung, zur Vorbeugung von Demenz, zur allgemeinen Stärkung, als Magen-Darm-Tonikum und zur Verbesserung von Konzentration und Gedächtnisleistung

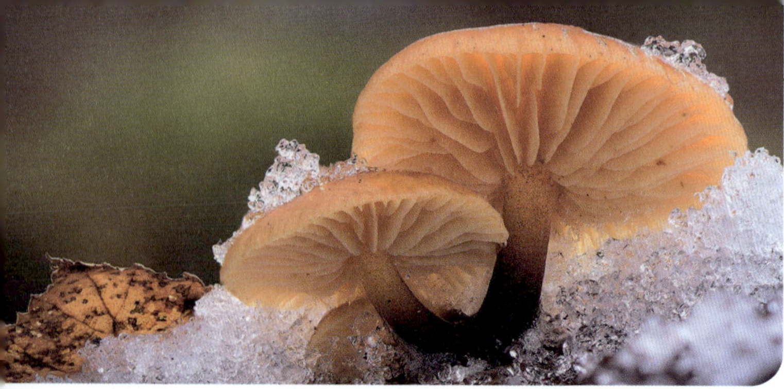

Samtfußrübling, Winterrübling
Flammulina velutipes

MERKMALE

Größe

Durchmesser gewöhnlich 2–7 (10) cm.

Aussehen

Hut gewölbt, jung fast halbkugelig. *Huthaut* oft schmierig oder klebrig, honiggelb bis rotbraun, Rand heller. *Hutunterseite* mit bauchigen, blassgelben bis weißen Lamellen, die nicht am Stiel herablaufen (»Burggraben«). *Stiel* unberingt und velourartig samtig, v. a. im unteren Bereich, nach unten hin dunkler. Zunehmend hohl werdend. Im Alter werden die Lamellen immer blasser, der Stiel immer schwärzer. *Sporenpulver* weiß.

Er wird oft als kleine Sonne in der kargen Winterlandschaft beschrieben. In China und Japan ist er, gemeinsam mit dem Shiitake, einer der gängigsten Speise- und Kulturpilze. Der Samtfußrübling ist möglicherweise der erste Pilz, der je in Kultur genommen wurde.

Als Heilpilz kommt seine Vorliebe für nasskaltes Wetter zum Tragen: Er hilft bei Erkältungen und grippalen Infekten. Zudem gibt es vielversprechende Ergebnisse in der Krebsforschung.

Man sammelt nur junge bis halbwüchsige Samtfußrüblinge. Sobald der Hutrand sich nach oben rollt, sind sie zu alt.

Kulinarik

Am Samtfußrübling scheiden sich ein wenig die Geister, manche lieben ihn, manche finden ihn fad und schleimig. Vielleicht entwickelt er sich je nach Wachstumsbedingungen unterschiedlich. Jedenfalls wird er zu einem guten Würzpilz, sobald er getrocknet wird. Die zähen Stiele, die beim Kochen ohnehin entfernt werden, können getrocknet und zu einem aromatischen Würzpulver verrieben werden. Samtfußrüblinge haben eine hochwertige Proteinzusammensetzung und enthalten, wie alle Pilze, hochinteressante Ballaststoffe. Der geringe Fettgehalt beläuft sich auf hochwertige ungesättigte Fettsäuren. Die schöne Farbe weist ihn als Quelle für β-Carotin und Lycopin aus – beides hitzeresistente Carotinoide, die durch gründliches Kochen besser verfügbar werden.

Samtfußrüblinge sind absolut frosthart. Man kann sie im gefrorenen Zustand sammeln – für jegliche Weiterverwendung. Sie lassen sich

Konsistenz, Geruch, Geschmack

Konsistenz **Stiel gummiartig elastisch, wird nach Zusammendrücken sofort wieder rund.**

Standort

Abgestorbene oder kranke Weiden, seltener auf Buchen, Eschen, Pappeln und anderen Laubbäumen. Anordnung meist büschelig.

Sammelzeit

Winterpilz – von Herbst bis Frühling, nur nach Frost. Vorkommen sehr häufig.

Gefährlicher Doppelgänger

Gifthäubling *(Galerina marginata)*: riecht widerlich faulig, nicht kosten, sehr giftig! Stiel beringt, unter dem Ring weißfilzig statt dunkel-samtig, Sporenpulver rostbraun.

Essbarer Doppelgänger

Stockschwämmchen *(Kuehneromyces mutabilis)*, das nicht im Winter wächst: Der Stiel ist beringt, das Sporenpulver rostbraun.

Wirkung
Virenhemmend, bakterienhemmend, antibiotisch, antioxidativ, antithrombotisch, antimutagen, krebshemmend, immunstärkend bzw. -ausgleichend, cholesterinsenkend (wenn erhöht); Vorbeugung und Behandlung von Gastritis, Magen-Darm-Geschwüren, Lebererkrankungen (leberschützend), Bluthochdruck und Demenz; für eine verbesserte Gedächtnisleistung, gegen ernährungsbedingte Angst- und Unruhezustände

Anwendung in der Volksheilkunde
Grippale Infekte, Beschwerden der Verdauungsorgane, Tumoren und sonstige Geschwüre; leberschützend und -reinigend, blutreinigend, gedächtnisfördernd

auch ohne Qualitätsverlust in der Tiefkühltruhe aufbewahren.

Rustikale Samtfuß-Bruschetta

Für 1 Scheibe Brot: 2 bis 3 Handvoll wild gewachsene Samtfußrüblinge, Butter, frischer Gundermann oder Schafgarbe (oder was man eben im Winter draußen findet, ersatzweise Petersilie), Salz und Pfeffer

Die Stiele (ggf. bis auf den oberen, noch gelben Teil) entfernen, die Hüte mit Küchenpapier trocken tupfen. Fein hacken und mit reichlich Butter, fein gehacktem Gundermann und Schafgarbe in der Pfanne garen. Mit Salz und Pfeffer abschmecken.

Hausapotheke

Der Samtfußrübling ist auch in Europa heimisch. Dennoch sind seine erstaunlichen Heilwirkungen hierzulande nicht bekannt. Zu Unrecht: Seine Haupteinsatzgebiete sind – ähnlich wie bei der Schmetterlingstramete – die Infektabwehr und Krebs. In Japan ist die Krebsrate dort am niedrigsten, wo sein »Cousin« Enoki als Speisepilz Tradition hat.

Kürzlich konnte eine Studie belegen, dass der Pilz, wenn regelmäßig verspeist, auch das Auftreten von Demenz verzögert. Außerdem ist er reich an GABA (Gamma-Amino-Buttersäure), die wie Serotonin für ein ausgeglichenes Nervenkostüm wichtig ist.

Rüblings-Tinktur

Die Tinktur können Sie, wie auf Seite 68 beschrieben, herstellen. 3-mal täglich 5 bis 10 Tropfen in ein Getränk geben (5 zur Vorbeugung, 10 zur Behandlung) – für Erkältungen ein Hustentee, für den Magen-Darm-Trakt ein Verdauungstee, für Leberprobleme Bitterkräuter. Begleitend zu einer Krebstherapie sind entgiftende Kräuter angezeigt, die Leber und Niere anregen.

INFO

In Japan werden Enokis im Dunklen in weithalsigen Flaschen gezüchtet, damit sie lang, dünn und weiß werden, auch »Needle Mushroom« genannt. Ihnen fehlen einige der arttypischen Inhaltsstoffe, etwa Farbpigmente und Vitamin D. Dafür sind sie aber auch roh genießbar. Die volle Wirkkraft hat vermutlich nur die stämmigere, kräftig gefärbte Wildform.

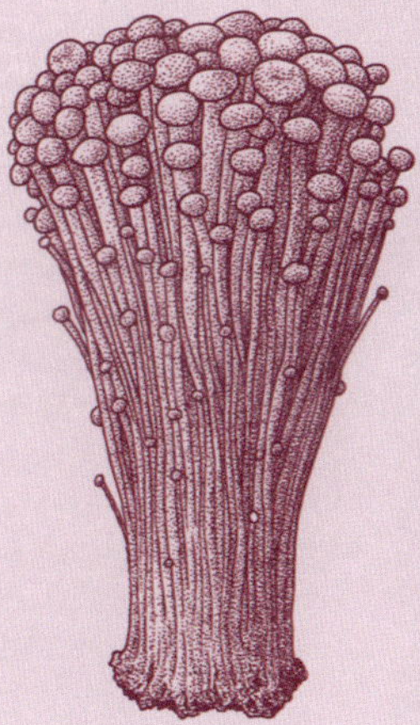

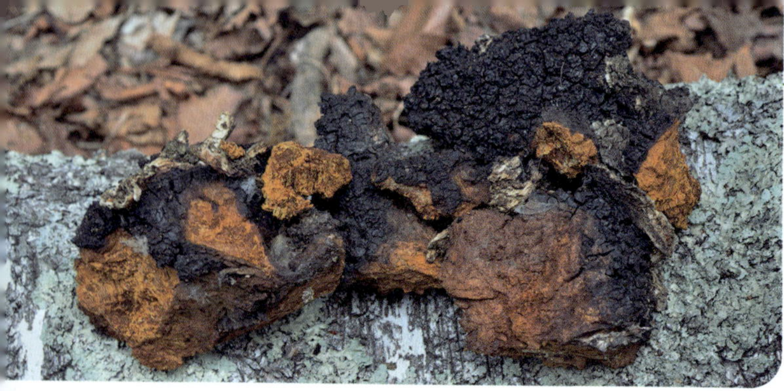

Schiefer Schillerporling, Chaga

Inonotus obliquus

Selten!

MERKMALE

Größe
Sklerotien (»Knollen«) bis 20 (40) cm im Durchmesser.

Aussehen
Schwarze Knollen mit verbrannt aussehender, stark rissig-zerklüfteter *Oberfläche*. Direkt darunter das orange-braune *Innere*.

Standort
Hauptsächlich Birkenstämme, seltener auf anderen Laubbäumen; Chaga-Knollen entstehen aber nur auf Birken und Erlen, verwendet werden traditionell nur die von Birken; kommt auf der gesamten

Wie ein Brocken Kohle sieht er aus und ist leicht mit Wucherungen am Baumstamm zu verwechseln. Eine steinartige, harte Textur und eine schwarze Kruste deuten auf einen Chaga hin, genau genommen die Nebenfruchtform oder das »Sklerotium« des Schillerporlings: Denn der eigentliche Fruchtkörper wächst resupinat und kaum sichtbar unter der Rinde. Essen kann man nichts davon, doch die Sklerotien haben große Heilkraft, jedenfalls wenn sie auf Birken wachsen. Man bereitet daraus Abkochungen zu, denn ohne Hitze werden die Wirkstoffe nicht frei.

Kulinarik

Zum Essen ist der »Diamant des Waldes« zu hart, doch kann man aus ihm einen wohlschmeckenden »Kaffee« zubereiten. Diese Abkochung eignet sich als Kochwasser für Getreide (Reis, Grünkern, Polenta u. a.), Hülsenfrüchte (Linsen, Bohnen, Kichererbsen) und als Suppengrundlage. Chaga-Abkochungen sind sehr reich an Mineralstoffen und komplexen Kohlenhydraten.

Nordhalbkugel vor. In Deutschland selten, doch regional gehäuft, v. a. in Birken-Auwäldern und Birkenmooren im Norden des Landes. Gehäuft in feucht-kühlen, eher windigen Gebieten.
Sammelzeit
Ganzjährig. Mycelialschicht vorhanden, daher vom Stamm ablösbar (mit einem Stock herausstoßen).
Gefährliche Doppelgänger
Keine.

Chaga-Reis

Für 3 Portionen als Beilage: 220 g (1 Becher) brauner Reis (Semilavorato oder Naturreis), 1 TL Salz, 1–2 EL Ghee bzw. Butter oder Öl, 375 ml dünne Chaga-Abkochung (1 ½ Becher, Rezept auf Seite 128)

Den Reis waschen. Alle Zutaten in einen Topf geben, zum Kochen bringen und ca. 30 Minuten kochen oder bis der Reis weich ist. Alternativ 15 Minuten im Druckkochtopf kochen. Salz und Fett unterrühren und servieren. Ist der Reis zu körnig, in etwas mehr Wasser etwas länger kochen.

Wirkung
Sehr stark antioxidativ, bakterien-, pilz- und virenhemmend, immunstimulierend (bei Autoimmunerkrankungen beraten lassen!), verdauungsfördernd, mineralisierend (Stärkung von Knochen und Bindegewebe); begleitend zur Krebstherapie (viele, aber nicht alle Krebsarten, v. a. bei Magen- oder Darmkrebs), zur Darmsanierung bei (allergischen) Hautkrankheiten, bei Darm-Fehlbesiedlung

Anwendung in der Volksheilkunde
(Entzündliche) Magen- und Darm-Erkrankungen (Gastritis, Geschwüre, Polypen, Krebs); Förderung der Infektabwehr, bei (chronischer) Müdigkeit und Abgeschlagenheit, zur Anregung des Stoffwechsels; verdauungsfördernd, schmerzlindernd, blutreinigend, allgemein anregend

Hausapotheke

Hauptthema des Chaga sind Beschwerden des Verdauungstraktes, auch Krebs. In Russland werden diese Wirkungen seit bald hundert Jahren wissenschaftlich untersucht. Dort setzt man sie als Tonikum, als Entzündungshemmer und bei Krebs ein. In Norwegen heißt er wörtlich »Krebsporling«. Dennoch ist auch dieser Pilz kein Krebs-Wundermittel, aber in Regionen, in denen er als Getränk Tradition hat, ist die Krebsrate geringer. Zur Krebsbekämpfung muss er mindestens ein Jahr lang angewendet werden.

Traditionell werden nur Chagas von Birken für Heilzwecke gesammelt. Schon die Birke selbst hat große Heilwirkung, und ihre einzigartigen Inhaltsstoffe finden sich nur in Birken-Chagas wieder.

Handelsware am »Superfood«-Sektor wird häufig mit einem hohen ORAC-Wert angepriesen. Der ORAC-WERT, also die Oxygen Radical Absorbance Capacity, ist ein Maß für die antioxidative Kapazität eines Lebensmittels.

Auch wenn solche Einzelparameter dem Potenzial von Naturheilmitteln nicht gerecht werden, ist die hohe antioxidative Kapazität ein Charakteristikum kraftvoller Lebensmittel.
Chaga-Extrakte sind reich an Polyphenolen und anderen Antioxidantien, auch an Betulin, dem Hauptwirkstoff der Birke. Betulin ist strukturell ein Terpen, wie es in ätherischen Ölen vorkommt, und hinsichtlich seiner Funktion ein Antioxidans und Antibiotikum. Vielen Fleischprodukten wird es als natürliches Konservierungsmittel zugesetzt. Viele seiner Wirkungen hat der Chaga also seiner Birke zu verdanken.
Chaga wird stets extrahiert – also in heißem Wasser ausgekocht. Überlieferung und Forschung sind sich einig, dass das Getränk ohne Kochen keine Anti-Krebswirkung hat.
Im Handel sind auch gute Trockenextrakte erhältlich. Die Einnahme des zerriebenen Sklerotiums (»Chaga-Pulver«, »Pulver vom ganzen Pilz«) ist nicht überliefert und vermutlich zwecklos.

INFO

Die Knollen müssen am Stamm in mind. 1,5 Meter Höhe gewachsen sein, darunter ist die Konzentration der Inhaltsstoffe »stark verdünnt«, so der Volksmund. Ganz junge Knollen sollten ebenso am Baum bleiben wie jene an bereits abgestorbenen Bäumen.

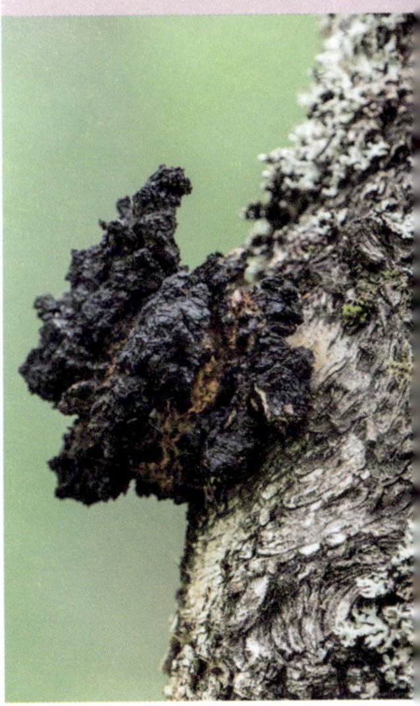

»Chaga-Kaffee« (Chaga-Abkochung, auch »Chaga-Tee«)

Brocken vom frischen oder getrockneten Pilz in ein feuerfestes Gefäß geben. Mit so viel Wasser aufgießen, dass sie bedeckt sind, und mindestens noch mal so viel Wasser dazugeben. 20 bis 30 Minuten auskochen, bis der Sud schön braun ist. Noch einige Minuten ziehen lassen und abseihen. Nach Belieben mit Milch und Zucker bzw. Honig trinken. Die Größe der Brocken ist unwesentlich, da die Inhaltsstoffe in der schwarzen Kruste konzentriert sind, die ohnehin sehr dünn ist. Dieselben Brocken können viele Male ausgekocht werden, dazwischen mit Wasser bedeckt kalt stellen, damit sie nicht schimmeln. Wenn die Braunfärbung ausbleibt, sind die Stücke ausgelaugt und werden weggeworfen. Diese Abkochung erinnert sogar ein wenig an Kaffee, optisch wie geschmacklich. Die unmittelbare Wirkung wird als sehr wohltuend, beruhigend und kräftigend beschrieben. Eine sehr gute Kaffeealternative also.

INFO

Die Asche verbrannter Chagas kann auf kleine Wunden aufgestreut oder für antibakterielle Waschungen in Wasser aufgelöst werden. Es wird auch keimhemmende Seife daraus hergestellt.

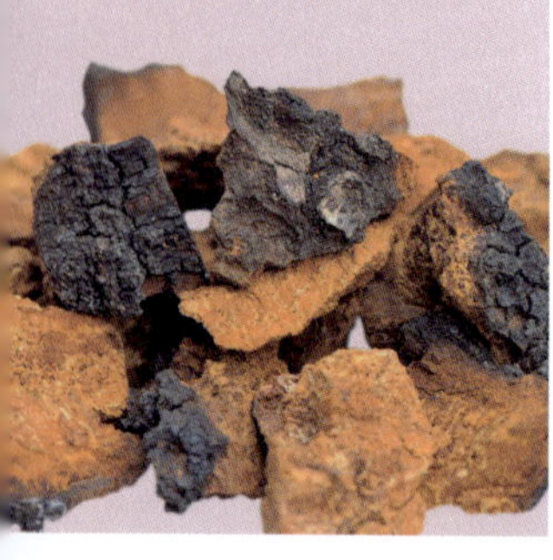

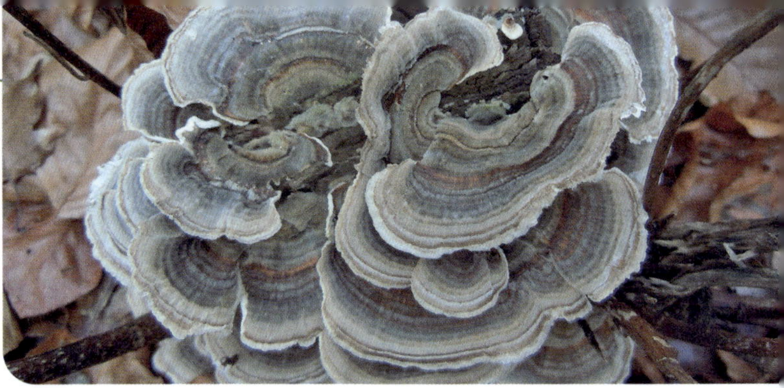

Häufig!

Schmetterlingstramete

Trametes versicolor

Sie ist wohl einer der meist missachteten Pilze: Unscheinbar und eher klein, wächst die Schmetterlingstramete in schattigen Winkeln, oft bodennah an Baumstümpfen. Jedoch oft in großen Kolonien. Erst wenn man genau hinschaut, erkennt man ihre Schönheit. Sie ist zwar kein Speisepilz, ist aber ein begehrter Heilpilz, der fast überall auf der Welt wächst – sogar an Zaunpfählen oder an Stützbalken in Bergwerken. Im Vitalpilz-Handel wird sie – nach ihrem alten wissenschaftlichen Namen – »Coriolus« genannt, nach dem lateinischen Wort für Leder. Auf Englisch heißt sie treffend »Turkey

MERKMALE

Größe

2–6 (10) cm vom Holz abstehend.

Aussehen

Hüte **ungestielt, dünn (auch am Ansatz), scharfkantig, fächerförmig, in Rüschen oder Volants.** *Oberseite* **samtig behaart, mehrfarbig gezont in Braun-, Blau-, Oliv-, Ocker- und rötlichen Tönen in allen Helligkeitsgraden von Weiß bis Schwarz. Schwarz-Anteile sind praktisch immer enthalten, häufig dominierend.** *Unterseite* **beige oder weiß, später gelblich-/bräunlichgrau.** *Zuwachskante* **in der Wachstumsphase beige** oder weiß wie die Unterseite. *Sporenpulver* hellgelb bis weiß. Sicherstes Merkmal ist die schwarze Haut unter dem Samt, genannt »Cortex«. Im Schnitt durch den Hut erscheint sie als schwarze Linie.

Konsistenz, Geruch, Geschmack

Geschmack frisch-pilzig, aber flüchtig.

Standort

Buche, Birke, Weide u. a. Laubbäume, meistens an Totholz. Anordnung gesellig, oft sehr dicht sitzend und in großer Zahl, dachziegelartig oder in Rosetten.

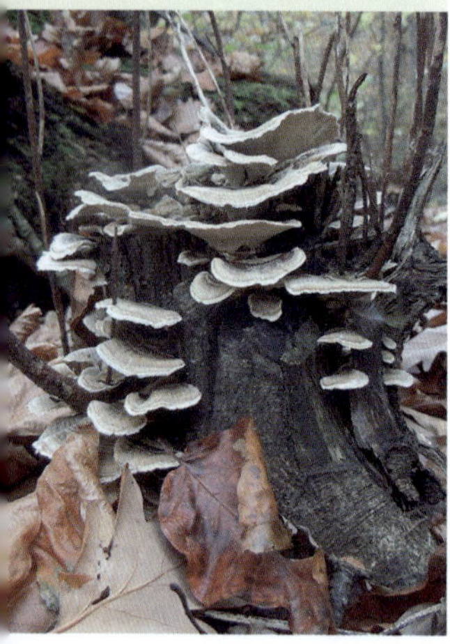

Tail«. Ihre größten Stärken liegen im Bereich der Infektabwehr und der Tumorbekämpfung.

Hausapotheke

Die pharmazeutische Forschung wurde auf die Schmetterlingstramete 1965 aufmerksam, als ein Chemiker in Japan mitbekam, dass sein Nachbar damit seinen Magenkrebs kurierte. Zwei komplexe Kohlenhydrate wurden als Wirkkomponenten identifiziert, in deren Erforschung große Summen investiert wurden. Seither haben Hunderte klinische Studien allein in Asien ergeben, dass dieser Pilz das Immunsystem derart stimulieren kann, dass nicht nur Erkältungskeime, sondern auch entartete Zellen deutlich besser erkannt und eliminiert werden können. Die Schmetterlingstramete ist in Asien in der Krebs-Begleittherapie anerkannt. Der Pilz hat ein angenehmes, zartes Aroma, sodass er sich gut für Abkochungen eignet. Diese können hervorragend als Kochwasser für Reis u. Ä. weiterverwendet werden.

Wald-Kaugummi

Von einer beim Spazierengehen entdeckten Schmetterlingstramete ein kleines Stück abbrechen und eine Zeit lang kauen. Schmeckt angenehm fruchtig-pilzig. Zuletzt schlucken oder ausspucken. Regt den Speichelfluss an, wirkt bei regelmäßigem Genuss schleimhautreinigend, gegen Zungenbelag, leberstärkend, adstringierend und leicht keimhemmend. Für den Rohgenuss bitte keine in Bodennähe wachsenden Pilze nehmen! Grundsätzlich wird geraten, Pilze nicht roh zu genießen. Dies ist eine Vorsichtsmaßnahme; gelebte Praxis hat bei der Schmetterlingstramete gezeigt, dass es zu keinen Anzeichen von Hämolyse (Auflösung der roten Blutkörperchen) kommt. Individuelle Abweichungen können aber nicht ausgeschlossen werden. Beim Baumpilze-Knabbern nicht vergessen: Schauen Sie dem Pilz unter den Hut! Die Poren des Birkenblättlings sehen eher aus wie Lamellen. Schmetterlingstrameten sind dünnhütig und haben Poren.

Sammelzeit
Ganzjährig; einjährig, manchmal aber auch mehrjährig (dann jedoch zur Verwendung ungeeignet).

Gefährliche Doppelgänger
Keine.

»Heilsame« Doppelgänger
Birkenblättling *(Lenzites betulina)*, Ocker- oder Zonentramete *(Trametes ochracea)*, Angebrannter Rauchporling *(Bjerkandera adusta)*, Violettrandige Tramete *(Trichaptum biforme)*, Striegeliger Schichtpilz *(Stereum hirsutum)* haben allesamt Heilwirkung.

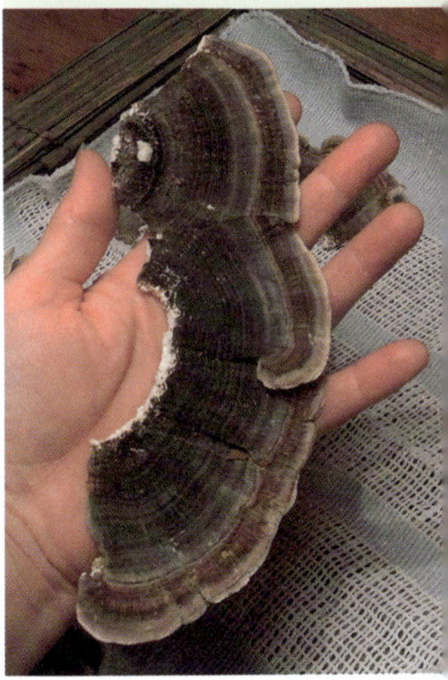

Wirkung
Stark immunstimulierend, virenhemmend (Grippe, Herpes, Hepatitis B und chronische Hepatitis), bakterienhemmend, tumorhemmend; unterstützend zur Chemo- und Strahlentherapie und teils deutliche Linderung der Nebenwirkungen

Anwendung in der Volksheilkunde
Atemwegs- und Magen-Darm-Infekte, Lungenentzündung und Hepatitis; zur Entgiftung, zur Stärkung des Immunsystems und des gesamten Organismus

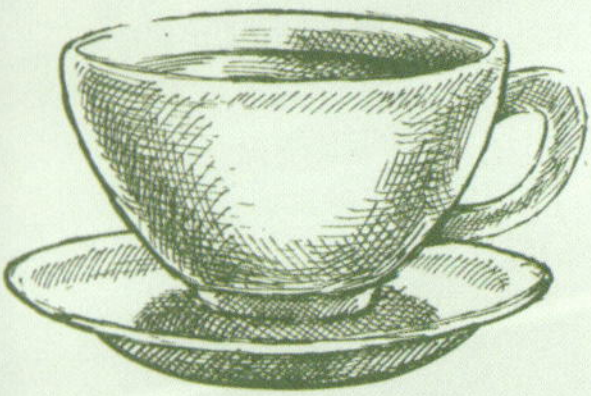

Winter-Waldwichtel-Tee

Für 3 Tassen: 20 g (1 EL) frische, in feine Streifen geschnittene Schmetterlingstrameten (alternativ 1 TL getrocknete), 1 TL frische, in Stücke geschnittene Fichten- oder Tannennadeln, 2 frische oder getrocknete Haselkätzchen (zerbröselt), 750 ml Wasser, Waldhonig

Pilze und Baumnadeln mit dem Wasser zum Kochen bringen, einmal aufkochen lassen. Kätzchen dazugeben, einmal umrühren und 5 Minuten ziehen lassen. Abseihen und über den Tag verteilt in drei Portionen trinken. Nach Belieben mit Waldhonig süßen. Ein vorbeugender und heilsamer Tee in Grippezeiten, am besten 1 Monat lang jeweils im Frühling und im Herbst zu sich nehmen.

Zur Geschmacksverbesserung kann man bis zum Winteranfang noch Waldminze (alternativ andere Minzen oder Melisse) hinzufügen.

Achtung: Fichte oder Tanne nicht mit der giftigen Eibe verwechseln! Eibennadeln sitzen auf grünen Zweigen, und ihre Stämme haben eine deutlich längsrissige Rinde.

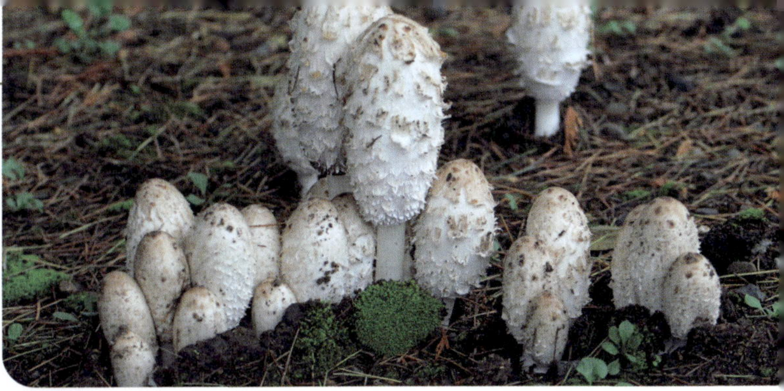

Häufig!

Vorsicht! Gefährlicher Doppelgänger!

Schopftintling, Spargelpilz

Coprinus comatus

Beim Schopftintling muss man schnell sein, sobald er aufschirmt, ist es längst zu spät. Stehenden Fußes verfärbt er sich und zerfließt zu schwarzer Sporenflüssigkeit, die wie Tinte zu Boden tropft. Dieser erstaunliche Pilz ist außerdem ein Fleischfresser! Mit unterirdischen Fangorganen erbeutet er Fadenwürmer (Nematoden), betäubt und verdaut sie. Als Heilpilz ist er als Diabetes-Experte bekannt. Und glücklicherweise ist er ein hervorragender Speisepilz. Halten Sie spätestens ab Oktober Ausschau nach Ein-Beinern, die am Wegesrand rumstehen wie Leute, die sich unterhalten.

MERKMALE

Größe

Bis 20 cm hoch, Hut wenn geschlossen 5–12 cm hoch und 3–4 cm dick, aufgeschirmt bis 9 (auch 15) cm

Aussehen

Hut jung walzenförmig, weiß/schmutzig weiß, Fleisch dünn. Aufgeschirmt grau/braun mit schwarzem Hutrand. *Hutoberseite* fasrig geschuppt, am Scheitel oft glatt und braun. *Hutunterseite* weiße, sehr dicht stehende Lamellen, bald rosa, dann braun und grau/schwarz zerfließend. *Stiel* weiß und schlank, hohl, glatt mit leichtem Satinglanz, weißlich bis schwach genattert, längs-brüchig, *Stielbasis* leicht knollig. *Ring* weit unten am Stiel und bald abfallend. *Sporenpulver* schwarz.

Konsistenz, Geruch, Geschmack

Geruch neutral bis schwach pilzig; im Alter schwach faulig.

Standort

Auf Wiesen, Grüninseln neben Verkehrsflächen, hellen Stellen im Wald (Lichtungen und Wegesränder), gern auf steinigen Böden

Sammelzeit

Mai bis November, vor allem Oktober.

Gefährlicher Doppelgänger

Grauer Faltentintling *(Coprinopsis atramentaria)*: *Hut* geschlossen eiförmig, *Oberseite* grau-weiß, glatt, längs gerillt bis faltig. Evtl. kleine, vereinzelte Schuppen.

Der Faltentintling ist an sich ungiftig. In Verbindung mit Alkohol kommt es aber zum Coprinus-Syndrom. Auch Obst kann zu einem gewissen Alkoholspiegel führen, daher den Pilz lieber gar nicht essen.

Kulinarik

Geschlossene Pilze mit weißen Lamellen bevorzugen. Sind sie rosa, muss man sie binnen einer Stunde verarbeiten! Später ist höchstens noch der spargelähnliche Stiel essbar. Werden die Hüte zu alt, riechen sie faulig. Mit 100 Gramm vom Frischpilz kann man den Tagesbedarf an Vitamin B_1, B_2 und B_3 decken. Auch der Mineralstoffgehalt ist hoch. Der Schopftintling liefert sogar etwas Vitamin C, was für Pilze sehr ungewöhnlich ist. Junge Stiele rasch trocknen und zu Würzpulver zerkleinern. Sie sind auch zum Einfrieren geeignet (vorher blanchieren!). Viele ziehen den Schopftintling dem Steinpilz bei Weitem vor.

Tintlings-Omelettes

Für 2 Omelettes: 10–12 weiße Hüte mit Stiel, Bratfett, 5–6 Eier (Größe M oder S), Salz, etwas Milch, Pfeffer

Die Pilze längs halbieren. Im heißen Fett in der Pfanne goldbraun braten, beiseitestellen. Eier trennen, das Eiklar mit etwas Salz zu Schnee schlagen. Milch, Dotter und etwas Salz vermischen, Eischnee unterheben. Die Hälfte der Eimasse in der heißen Pfanne stocken lassen, bis nur noch die Oberfläche feucht ist. Die Hälfte der Pilze auf der einen Hälfte verteilen, die andere Hälfte darüberklappen. Restliche Masse genauso zubereiten. Sofort servieren.

Tipp: Spärlich würzen, dieser Pilz ist sehr aromatisch! Manche Fans lassen sogar das Salz weg.

Hausapotheke

Zahlreiche Studien bestätigen den Schopftintling als hilfreich bei Diabetes Typ 1 und 2, und zwar ohne Nebenwirkungen. Er verbessert die Glukose-Verwertung und erhöht die Insulinausschüttung.

INFO

Die Tintlings-Tinte wurde einst mit Gummi arabicum zu Schreibtinte angerührt.

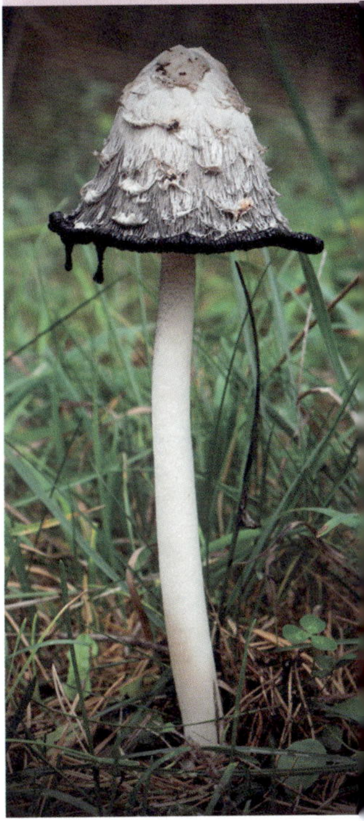

Wirkung
Blutzuckersenkend, verringert Diabetes-Folgeschäden und Übergewicht, verdauungsfördernd (gegen Verstopfung), antibakteriell, antioxidativ, entzündungshemmend, immunstabilisierend; hemmt Leukämie, Bindegewebs-, Brust- und Prostatakrebs und Hämorrhoiden

Anwendung in der Volksheilkunde
Verdauungsregulierend, Verstopfung, Hämorrhoiden

Tintlings-Granulat

Junge, weiße Schopftintlinge umgehend in 5 mm dicke Scheiben schneiden, trocknen lassen (→ Seite 56) und im Standmixer zerkleinern. Sofort in ein Schraubglas füllen. Das Granulat muss knochentrocken sein! Man kann damit kochen, Pilz-Tees, -Abkochungen oder -Tinkturen herstellen.

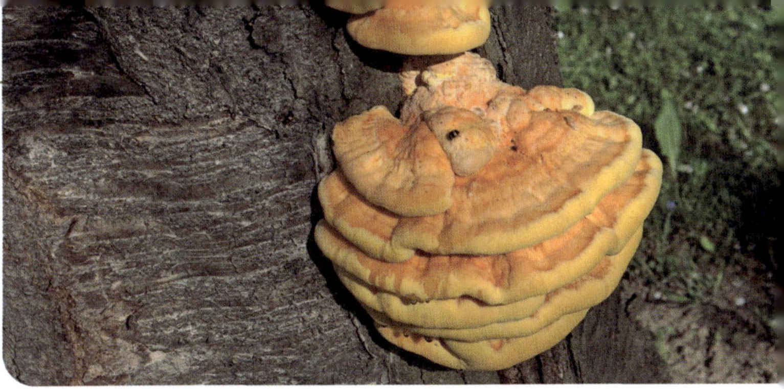

Schwefelporling, Eierporling

Laetiporus sulfureus

Vorsicht! Giftige Doppelgänger!

Pilze wie ein Stapel Omelettes! Außerdem hat er einiges mit Hühnern gemeinsam: Auf Englisch heißt er »Chicken of the Woods«, weil er – richtig zubereitet – durchaus als veganer Hühnchenersatz durchgeht. Die Beschreibungen zum Speisewert sind zwar widersprüchlich, wie so oft. Doch ist er ein kulinarisch vielseitiger Geselle, kaum zu verwechseln und nie wurmig. In vielen Ländern wurde er auch aufgrund seiner Heilwirkungen genutzt, die durch wissenschaftliche Forschungen bestätigt sind. Forscher bezeichnen ihn bereits als »Functional Food«, als Lebensmittel mit Zusatznutzen. Inzwischen konnte

MERKMALE

Größe

Bis 25 cm breit, manchmal doppelt so groß. Bis 1,5 cm dick. Die Fruchtkörper können monströse Ausmaße annehmen, man munkelt von einem Fund in England 2003 mit 78 cm Radius ...

Aussehen

Hut **leuchtend gelb-orange, sehr auffällig! Jung noch orange-rötlich, später blasser, zum Herbst hin weißlich-grau. Anfangs saftig weich, mit samtiger** *Huthaut*. *Hutrand* **erst rund und wulstig, später flach ausgebreitet, fächerförmig und wellig. Unterseite schwefelgelb.** *Sporenpulver* **weiß.**

Konsistenz, Geruch, Geschmack
Geruch fruchtig-pilzig, aromatisch.
Standort
An Laubbäumen (v. a. Eichen und Weiden); bevorzugt Bäume mit farbigem Kernholz, z. B. Obstbäume; Anordnung dachziegelartig, mehrere übereinander, daher auf Englisch auch »Sulphur Shelf«, wörtlich »Schwefel-Regal«. Oft an der Stammbasis.
Sammelzeit
Bei gemäßigten Temperaturen, nicht im Hochsommer und im Winter
Gefährlicher Doppelgänger
Zimtfarbener Weichporling *(Hapalopilus nidulans)*: niemals gelb, rundum zimtfarben, wächst ganzjährig. Tödlich giftig.

der Pilz schon erfolgreich gezüchtet werden, möglicherweise wird er bald als Nahrungsergänzung erhältlich sein.

Kulinarik

Er ist nicht holzig und sogar essbar. Jedoch nur die jungen, noch nicht zähen Hüte bzw. die weiche Randzone. Man nimmt nur schön gelbe Hüte, die appetitlich aussehen und nicht nach faulen Eiern riechen. Sie erinnern in Geschmack und Konsistenz tatsächlich an Hühnchen, sind roh jedoch – wie viele gute Speisepilze – giftig und müssen gut durchgegart sein. Gelegentlich wird er auch mit Krabbenfleisch und Hummer verglichen. In Teilen Deutschlands gilt er jedenfalls als Delikatesse. Der Schwefelporling enthält das pilztypische Ergosterol, das durch Sonnen- bzw. Tageslicht in aktives Vitamin D_2 umgewandelt wird, mehrere Arten von Vitamin E und andere Antioxidantien, v. a. artspezifische Carotinoide, die für die Farbe verantwortlich sind.

Achtung: Nicht von giftigen Bäumen (Eibe, Goldregen, Robinie) nehmen! Die Eibe hat Nadeln, Goldregen und Robinie haben gefiederte Blätter. Den Pilz am besten also nur von Laubbäumen mit ungefiederten Blättern holen. Schwefelporlinge von konventionellen Obstplantagen scheiden aufgrund möglicher Spritzmittelrückstände aus.

Panierte Schwefelporlingsbrust

Pilze, Ei, Salz, Mehl, Semmelbrösel, Öl- oder Bratfett

Pilze in Streifen schneiden und 10 Minuten in leicht gesalzenem Wasser kochen. Danach abtupfen und die Eier mit dem Salz verquirlen. Pilze in Mehl, Ei und Bröseln panieren und in heißem Fett goldbraun braten.
Tipp: Ergibt mit Salat und beliebiger Beilage ein gesundes Essen.

Hausapotheke

In der Volksheilkunde wurde der Schwefelporling nur für wenige Leiden eingesetzt, da und dort hat er nichtsdestotrotz eine lange Tradition,

Wirkung
Immunstabilisierend, antioxidativ (Tocopherol, Ergothionein), antiviral (auch gegen HIV), antibakteriell (auch gegen gefährliche Krankenhauskeime), antimykotisch (u. a. gegen Candida albicans), entzündungshemmend, antidiabetisch (Schutz für die Bauchspeicheldrüse), cholesterinsenkend, antithrombotisch, möglicherweise tumorhemmend
Anwendung in der Volksheilkunde
Leicht stopfend; bei chronischem Durchfall, Husten, Fieber, Magenkrebs, rheumatischen Erkrankungen

INFO

Schwefelporlinge von gerbsäurereichen Baumarten (z. B. Eichen) reichern deren Gerbsäuren an, was geschmacklich stört und zu Verdauungsstörungen führen kann.

INFO

Interessantes aus aller Welt

- Getrocknet und pulverisiert wird er als Würzmittel verwendet.
- In Böhmen soll sein Pulver als Streckmehl beim Brotbacken verwendet worden sein.
- Bei japanischen Ureinwohnern von der Insel Hokkaido galt der Schwefelporling als Götterpilz.
- Das Verbrennen getrockneter Stücke vom Schwefelporling hilft, Mücken fernzuhalten.

auch in Zentraleuropa. In Russland wurde dieser Porling als Antibiotikum und zur Desinfektion verwendet, aus Ungarn ist die Behandlung lungenkranker Pferde überliefert. Neuere Studien eröffnen viele weitere Einsatzbereiche. Auch möglicherweise krebshemmende Verbindungen wurden gefunden. Zu den aktiven Inhaltsstoffen zählen funktionelle Kohlenhydrate, Gerbsäuren und die genannten antioxidativen Vitamine wie A und E.

»Diabetiker-Trunk«

Aus dem zerkleinerten, getrockneten Pilz eine Abkochung (→ Seite 65) zubereiten. 2- bis 3-mal täglich eine Tasse trinken. Alternativ kann man aus dem Frischpilz eine Tinktur (→ Seite 68) ansetzen und 2- bis 3-mal täglich einige Tropfen in ein warmes Getränk geben. In jedem Fall nach 6 Wochen eine Kurpause einlegen.

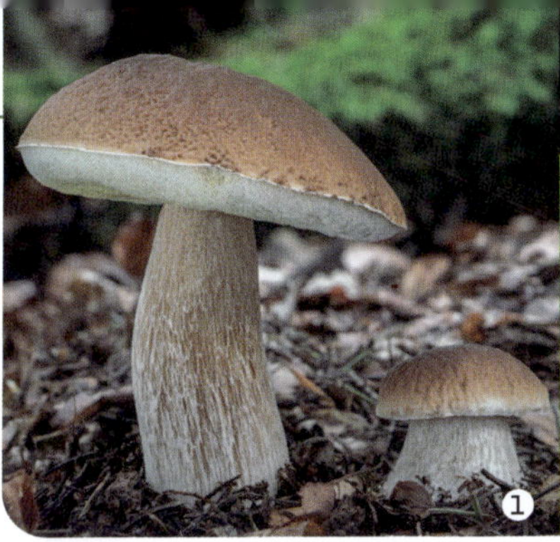

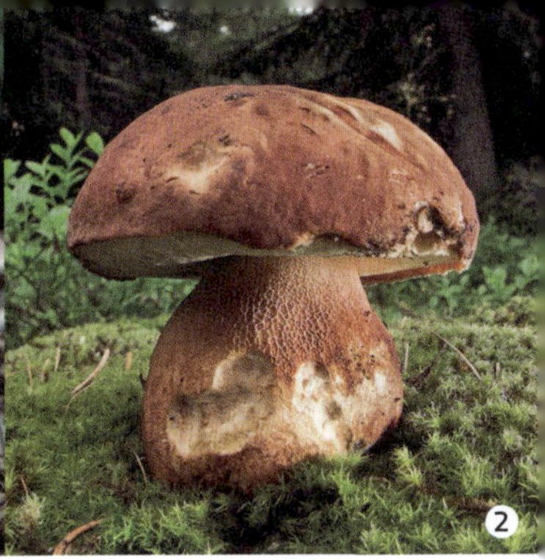

Häufig!

Vorsicht! Giftiger Doppelgänger!

Steinpilz, Herrenpilz
Boletus edulis

Der Steinpilz wirkt an den Gelenken. So vorzüglich kann Medizin schmecken. Und glücklicherweise ist er einer der häufigen Pilze, sobald Ort und Zeit stimmen und sie »wie Schwammerl« aus dem Boden schießen. Es gibt viele verschiedene Arten, sogar solche mit zitronengelbem Hut. Die Unterscheidung ist eigentlich nicht nötig, da sie gleich zu verwenden sind. Der klassische Vertreter ist der Fichtensteinpilz (→ Bild 1), er wird dunkler als der Sommersteinpilz. Der Kiefernsteinpilz (→ Bild 2) wird eher rotbraun, wie der Fichtensteinpilz hat er unter der Huthaut eine rötliche Übergangszone.

MERKMALE

Größe
Hutdurchmesser 4–20, selten bis 25 cm

Aussehen
Hut polsterartig gewölbt, das weiße Fleisch verfärbt sich auf Druck eher nicht. *Huthaut* v. a. bei jungen Exemplaren fein samtig wie Wildleder. *Farbe* hellbraun, beim Fichtensteinpilz auch dunkler. An der Hutunterseite weiße, gelbliche bis olivgrüne Poren. Der braune *Stiel* ist dick mit erhabenem weißem, später braunem Netz. *Sporenpulver* olivbraun.

Konsistenz, Geruch, Geschmack
Geruch pilzig-nussig.
Standort
Symbiosepilz – je nach Art unter Fichten und Kiefern oder unter Buchen und Eichen bzw. im Mischwald.
Sammelzeit
August bis Oktober (Sommersteinpilz Juni bis September)
Gefährliche Doppelgänger
Satansröhrling *(Rubroboletus satanas)*: rote Röhrenschicht! Gemeiner Gallenröhrling *(Tylopilus felleus)*: sehr bitter, Huthaut matt bis leicht schuppig, Röhren auf Druck leicht rötend

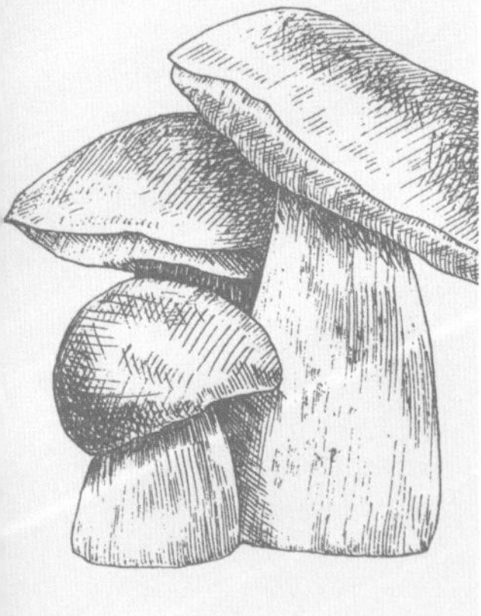

Kulinarik

Der Steinpilz zählt zu den wenigen Pilzen, die auch roh verspeist werden. Allerdings enthält auch er in geringen Mengen Substanzen, die die roten Blutkörperchen zerstören könnten, was sich u. a. in Müdigkeit, Blässe, kalten Fingern und Zehen äußert. Man gebe daher nur ein paar hauchdünne Scheiben an den Salat oder in ein Carpaccio, die man eventuell vorab in gutem Öl und Balsamicoessig mariniert hat. Wie auch immer: Durch Trocknen wird das Aroma deutlich verstärkt.

Steinpilze liefern relativ viel Eiweiß, das hochwertiger ist als pflanzliches. Sie enthalten alle B-Vitamine außer B_{12}, und der Tagesbedarf an Vitamin D ist schon mit 200 Gramm Frischpilz bzw. 20 Gramm Trockenpilz mehr als gedeckt. Auch Vitamin E und K sind gut vertreten. Steinpilze reichern Selen an, das bei der Schwermetall-Ausscheidung benötigt wird und vor Oxidation schützt. Selen wird außerdem von der Schilddrüse und im Immunsystem benötigt.

Steinpilz-Pasta

Für 2 Portionen: 2 Knoblauchzehen, 2–3 EL Olivenöl, 1 Zweig Thymian (oder Bergminze), ½ kg frische Steinpilze (sauber gepinselt und in 3 mm dicke Scheiben geschnitten), 1 große Tomate, evtl. Weißwein oder klare Suppe, Salz, Pfeffer, frische Kräuter nach Wahl, Spaghetti oder Tagliatelle

Knoblauch schälen, reiben und in Öl erhitzen. Thymian dazurebeln, vorsichtig sautieren. Die Pilze hinzufügen und unter Rühren erhitzen, bis die Flüssigkeit ausgetreten ist. Tomate vom Stielansatz befreien und würfeln, dazugeben und 30 Minuten köcheln lassen. Wenn nötig, etwas Weißwein oder klare Suppe angießen. Mit Salz und Pfeffer abschmecken und mit frischen Kräutern garnieren. Auf den gekochten Nudeln anrichten.

Hausapotheke

Steinpilze kann man in getrockneter Form ganzjährig kaufen. So kann man sie jederzeit zum Kochen und für Hausmittel verwenden. In der Heilkunde wird dem Steinpilz der Bewegungsapparat zugeordnet. Er

Wirkung
Antioxidativ, entzündungshemmend, tumorhemmend; gegen Beschwerden am gesamten Bewegungsapparat (Knochen, Gelenke, Sehnen, Bänder, Muskeln), z. B. Verspannungen; Schutzwirkung gegen ernährungsbedingte Angst und Unruhe; allgemein gesundheitsfördernd

Anwendung in der Volksheilkunde
Muskelkrämpfe und -verspannungen, Hexenschuss u. a. rheumatische Beschwerden, gegen Durchblutungsstörungen (v. a. des Herzens), als Demenzprophylaxe (Schutz der Gehirnzellen); in der Frauenheilkunde (Empfängnisförderung, Myome, Zysten); allgemein gesundheitsstärkend

INFO

Der Hutrand zeigt oft, aber nicht immer eine feine weiße »Lippe«.

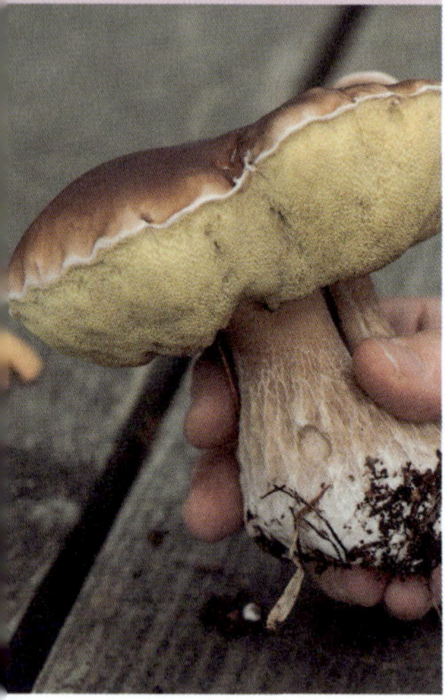

hat des Weiteren eine Schutzwirkung auf das zentrale Nervensystem und fördert die Blutversorgung des Herzens. Wie der Birkenblättling ist auch er Bestandteil der chinesischen »Sehnenwohl-Pillen«. Aktive Inhaltsstoffe sind u. a. langkettige Kohlenhydrate, Terpene und Tryptophan (Baustein für Glücks- und Schlaf-Hormone).

Einfache Steinpilz-Tinktur

Ein Schraubglas zu zwei Dritteln mit frischen, zerkleinerten Pilzen füllen. Mit Wodka, Korn oder einem beliebigen Schnaps (30–40 %) auffüllen und verschließen. Dunkel und warm stellen, täglich schütteln. Nach drei Wochen durch ein Sieb gießen, durch einen Teestrumpf seihen und ausdrücken. In Glasflaschen füllen, beschriften und kühl und dunkel aufbewahren. Hat man es weniger eilig, können die Pilze gründlicher extrahiert (→ Seite 68) werden. Dreimal täglich ½ Stunde vor dem Essen 1 TL mit einem Glas Wasser oder Tee trinken. Nach drei Wochen eine einwöchige Kurpause einlegen.

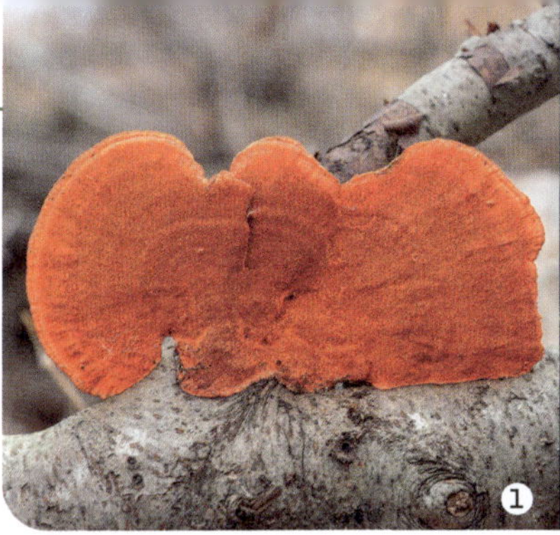
1

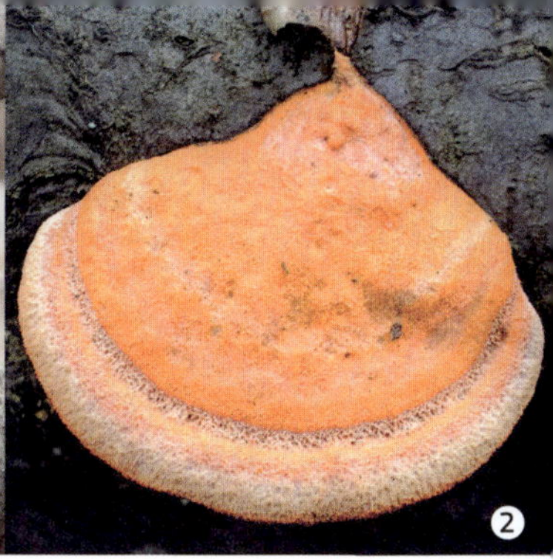
2

Vorsicht! Giftige Doppelgänger!

Zinnobertramete, Nördlicher Zinnoberschwamm

Pycnoporus cinnabarinus

Ein auffälliger, schöner, häufiger und weitverbreiteter Pilz, der in vielen Ländern der Welt medizinisch genutzt wird. Die knallorange Zinnobertramete (→ Bild 1) enthält unter anderem wundheilende und antirheumatische Wirkstoffe, die gut fettlöslich sind. So bietet sich die Herstellung von Pilz-Massage-Öl an, welches bei Bedarf zu Heilsalbe weiterverarbeitet werden kann. Im Fernen Osten gibt es sogar eine energetische Anwendung: Im Feng Shui wird mithilfe des Pulvers schlechte Raumenergie durch gute ersetzt.

MERKMALE

Größe

10–12 cm breit, 2–8 cm vom Holz abstehend, am Ansatz 0,5–2 cm dick

Aussehen

Hut **annähernd nieren- oder fächerförmig, frisch zähfleischig, getrocknet korkig, schrumpft beim Trocknen kaum.** *Farbe* **leuchtend orangerot bis orangegelb, mit dem Alter blasser (→ Bild 2).** *Hutoberseite* **bei ganz jungen Fruchtkörpern fein behaart oder bereift, später glatt und etwas grubig. Oft hellere, weißliche Zonen im Randbereich.** *Sporenpulver* **weiß.**

Konsistenz, Geruch, Geschmack
Geruch neutral, nach Anquetschen pilzig; *Geschmack* säuerlich und bitter.
Standort
Auf abgestorbenen Laubbäumen, v. a. Buchen, Kirschen und Birken, auch auf Ästen und dünnen Stämmen. Bevorzugt helle Standorte wie Lichtungen, Kahlschläge und Gärten (»heliophil«).
Sammelzeit
Ab Ende April, Höhepunkt im Spätsommer und Herbst.
Gefährliche Doppelgänger
Zimtfarbener Weichporling *(Hapalopilus nidulans)*: niemals leuchtende Farbe, rundum zimtfarben. Tödlich giftig.
Safrangelber Weichporling *(Hapalopilus croceus)*: gelb, sehr groß (bis 20 cm und mehr), sehr selten. Gefährdeter Pilz des Jahres 2016.
Beide sind schwammig weich.

Hausapotheke

Essen kann man den »Zinnoberschwamm« nicht, er ist korkig und zäh. Heilkundlich stehen z. B. die Pigmente Cinnabarin und Cinnabarinsäure, die die intensive Färbung verursachen, in Zusammenhang mit der antibiotischen Wirkung. Weitere Inhaltsstoffe sind Enzyme, organische Säuren oder auch Ergosterol, ein Verwandter von Vitamin D. Die australischen Aborigines behandelten Entzündungen im Mundbereich mit diesen Pilzen, möglicherweise in Form von Abkochungen, die als Mundspülungen verwendet wurden.

Chinesisches Wundmittel

Ein altes chinesisches Hausmittel: Das feine Pulver aus den getrockneten Fruchtkörpern auf kleinere Wunden streuen.

Zinnober-Öl

Für ein Massageöl gegen Rheuma, Gicht und Durchblutungsstörungen eine Heißextraktion in Öl (→ Seite 68) herstellen. Abkochungen in

Wasser oder Öl wurden bei Hautirritationen wie entzündlichen oder juckenden Ekzemen angewendet. Sie bieten sich auch für eine Heilsalbe gegen Pilzerkrankungen, Juckreiz, Hautentzündungen oder Akne an. Zur besseren Handhabung das Öl zu einer Salbe (→ Seite 71) verarbeiten.
Eine weitere Möglichkeit für Einreibungen ist die Herstellung einer Zweiphasen-Mischung. Nicht auf gereizte Haut oder Verletzungen auftragen!

Giftige Doppelgänger kann man sicher ausschließen, indem man erstens nur kräftig orange(-rote) und zweitens nur zähe Hüte sammelt – und drittens nicht von Eichen! (Der giftige Safrangelbe Weichporling wächst auf Eichen, die Zinnobertramete nicht)

Färben und Bleichen

Enzyme aus der Zinnobertramete werden biotechnologisch zum Bleichen von Papier und Textilien genutzt, aber auch zum Klären von Bier. Um Papier und Textilien blassgelb bis beige zu färben, werden die Hüte in Salmiakgeist ausgekocht. In diesen Sud legt man das Färbegut ein. Je nach Vorbehandlung (Beizen in Alaun, Weinstein, Eisensulfat u. a.) können verschiedene Farbtöne erzielt werden.

Wirkung
Keimhemmend (stark antibiotisch), entzündungshemmend, blutstillend, tumorhemmend
Anwendung in der Volksheilkunde
Durchblutungsprobleme, Juckreiz, Gicht, rheumatische Erkrankungen, Wundheilung; fiebersenkend, abschwellend

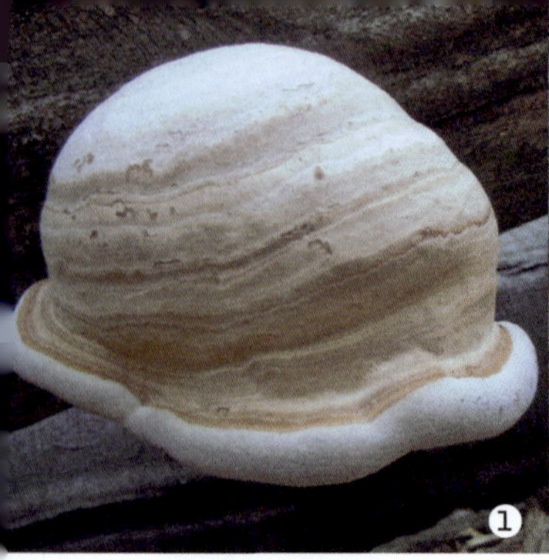

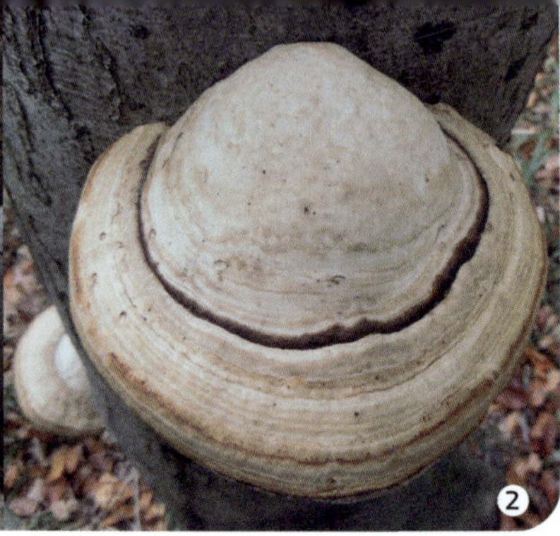

Zunderschwamm, Wundschwamm

Fomes fomentarius

Häufig!

MERKMALE

Größe

Bis 20 oder 30 cm, mitunter bis 40 cm in Höhe und Breite (an Birken eher kleiner)

Aussehen

Hut **holzig mit sehr harter Kruste, nicht mit dem Finger eindrückbar.** *Unterseite* **weiß, meistens ziemlich waagrecht und eben.** *Porenschicht* **auf Druck bräunend, auch beschreibbar (ähnlich den Lackporlingen). Jung oft mit Guttationstropfen.** *Oberseite* **sehr variabel: hufförmig (Oberseite rund,**

»Fomes« steht für Zunder bzw. Funken. Ähnlich klingt auch das lateinische »per fumum« (wörtlich »durch den Rauch«, vgl. »Parfum«): Der Zunderschwamm stand seit jeher in engem Zusammenhang mit dem Feuermachen und dem Räuchern. Bis Anfang des 20. Jahrhunderts konnte man fertig aufbereitete Anzündhilfe vom Zunderschwamm noch regulär kaufen. Überreste seiner Fruchtkörper wurden in steinzeitlichen Ansiedelungen gefunden, die 8000 Jahre v. Chr. besiedelt waren. Er wird also schon seit 10 000 Jahren vom Menschen genutzt, auch zu Heilzwecken.

Vor langer Zeit hieß er sogar »Chirurgenpilz«, *Fungus chirurgorum*.

Hausapotheke

Jahrtausendealt ist die Verwendung des Zunderschwamms als Wundauflage: Die Trama der Hüte (Schicht unter der Kruste) lässt sich zu weichen Lappen verarbeiten, die blutstillend, entzündungs- und keimhemmend wirken, gleichzeitig die Wundheilung fördern und Narbenbildung vermindern. Sie sind federleicht und echte Hautschmeichler. Die Heilwirkungen des Zunderschwammes verdanken wir zu einem großen Teil seinen komplexen Kohlenhydraten (β-Glucane). Alle Hauptwirkstoffe sind wasser- und alkohollöslich.

Zunderschwamm-Abkochung

Aus 15 bis 20 g getrockneten Pilzen und ¼ Liter Wasser eine Abkochung (→ Seite 65) zubereiten. Zweimal täglich vor dem Essen trinken. Nach drei Wochen Kurpause von einer Woche einlegen. Auch für Waschungen bei Hautproblemen.

→ Bild 1), Ufo-förmig (schmal am Ansatz, nach unten hin breit, → Bild 2) oder (teil-)zylindrisch.
Farben **der Oberseite in konzentrischen Zonen, weißlich bis grau, auch hellbraun oder braune Konturen zwischen den Zonen. Zonen oft wulstig ausgeprägt. Mycelialkern vorhanden.**
Sporenpulver **weiß.**

Standort
Stämme geschwächter oder toter Rotbuchen und Birken, seltener auf anderen Laubbäumen.

Sammelzeit
Ganzjährig, frisch im Frühjahr und Herbst.

Gefährliche Doppelgänger
Keine.

Wirkung
Immunstimulierend, tumorhemmend (Magenkrebs), entzündungshemmend, antibakteriell (auch gegen gefährliche Krankenhauskeime), antiviral, cholesterin- und blutzuckersenkend

Anwendung in der Volksheilkunde
Blasenleiden, Magenverstimmungen, Magenschleimhautentzündungen, Verdauungsstörungen, Hämorrhoiden, Kopfschmerzen, Lungenleiden, Bronchitis, Asthma, Erkältungen, Grippe; gegen Ekzeme und andere Hautprobleme, Infektionsschutz für Wunden, als Wundauflage, gegen Rheuma und Arthrose (mittels Moxibustion und als Wärmewickel), Menstruationsschmerzen, Dysmenorrhoe, verschiedene Krebsarten (in China: Speiseröhren-, Magen- und Gebärmutterkrebs); allgemein konstitutions- und nervenstärkend, wassertreibend, abführend, blutstillend

Weitere Anwendungen

Zunderschwamm zum Räuchern

Statt Räucherkohle: Zunder herstellen (siehe unten) mit einem Feuerzeug zum Glühen bringen und das Räucherwerk auf die sanfte Glut streuen.

Zunderschwamm als Mückenschutz

Von der Trama oder Röhrenschicht möglichst dünne Stücke abschneiden. Gut durchtrocknen lassen. In einer feuerfesten Schale mit einer Kerze oder einem Stück Glut anzünden. Das Material glimmt zuverlässig ohne Flamme dahin, wobei eine kleine, insektenabschreckende Rauchfahne entsteht.

Zunderlappen herstellen

Etwas aufwendig, aber sehr spannend: Diese Lappen können als Wundauflage, zum Räuchern oder als Anzündhilfe im Ofen verwendet werden.
Die feste Kruste eines ganzen, nicht zu kleinen Fruchtkörpers mit einem

harten Gegenstand mürbe klopfen (Schnitzel-Klopfer!). 1 Stunde in Wasser einweichen. Mit einem scharfen Messer die Kruste abschälen und die »Trama« freilegen: jene fein-filzige Schicht zwischen Kruste und Röhrenschicht. Von dieser Trama mit einem großen, scharfen Messer 2–5 mm dicke Scheibchen abschneiden. Dabei Röhrenschicht und Mycelialkern aussparen. Mit einem Hammer oder Stein einzeln weich und mürbe klopfen, dann einzeln zu kleinen Rollen formen und fest zwischen den Händen reiben. Sie werden dadurch größer und dünner und sehr fluffig. Sauber verpacken und kühl und trocken aufbewahren.

INFO

Unterscheidung vom Rotrandigen Baumschwamm *(Fomitopsis pinicola)*: Die Kruste des Zunderschwamms wird in der Flamme eines Feuerzeugs weder schmelzen noch brennen. Unterscheidung vom Gemeinen Feuerschwamm: Die Kruste des Zunderschwamms färbt sich mit KOH (Kaliumhydroxid) dunkelrot. Zudem lässt sich der Gemeine Feuerschwamm nicht vom Baum abschlagen, da er keinen Mycelialkern hat.

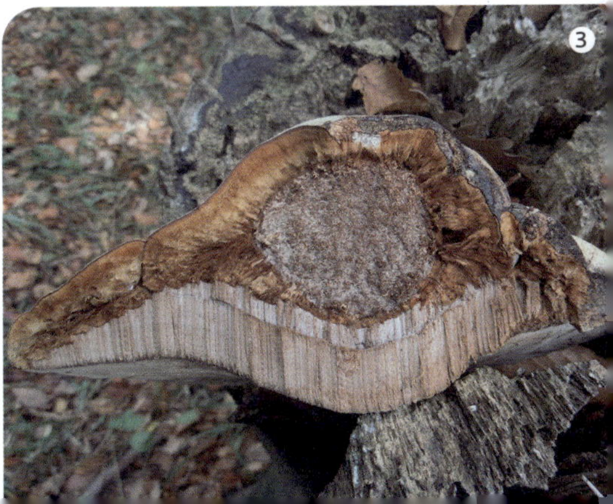

Die Anwachsstelle eines vom Baumstamm gebrochenen Fruchtkörpers: Oben, unter der Kruste, ist die rotbraune Trama zu erkennen, eingebettet der runde Mycelialkern, zuunterst die Röhrenschicht. Genutzt wird die samtig-filzige Trama.

Glossar

adaptogen: angepasst, ausgleichend

Enzym (veraltet: Ferment): Eiweißkörper, der biochemische Reaktionen an anderen Molekülen durchführt

Fruchtkörper: bei Großpilzen sichtbare Auswüchse des (unterirdischen) Pilzkörpers, landläufig Pilz oder Schwammerl genannt

Fruchtschicht (Hymenium): der Teil des Fruchtkörpers, der die Sporen bildet und abgibt (Lamellen oder Röhren)

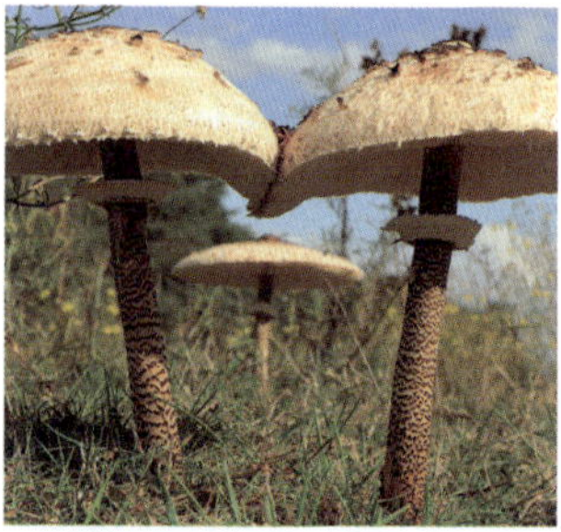

Der Gemeine Riesenschirmling (Parasol) hat einen »genatterten« Stiel.

fruktifizieren: Fruchtkörper bilden

genattert: Muster aus horizontal angeordneten, fein gestrichelten, zackigen Flecken

gerieft: Hutrand mit kleinen, parallelen Einkerbungen, die den Lamellen folgen

gezont: Farben und/oder Strukturen der Hutoberseite in Streifen (Bändern, Zonen) angeordnet; üblicherweise konzentrisch, also (halb-)kreisförmig verlaufend

Hämagglutination, hämagglutinierend: Verklumpung der roten Blutkörperchen, verklumpungsfördernd

Hämolyse: Auflösung (Zerplatzen) der roten Blutkörperchen

Hyphen: Pilzfäden, die aus einzelnen Pilzzellen aufgebaut sind. Die Hyphen bilden das Mycel.

immunmodulierend: die Aktivität des Immunsystems beeinflussend, verändernd, anpassend, ausgleichend

konsolenförmig (Pilzfruchtkörper): waagrecht vom Substrat abstehend, waagrechte oder annähernd ebene Fläche entweder oben (Tablett-Form) oder unten (Huf-Form)

Mycel: Hyphengeflecht im Boden bzw. Holz oder in einem anderen Substrat

Mycelialkern/Mycelialschicht: Anwachsstelle des Fruchtkörpers am Baumstamm (→ Bild 3, Seite 151); bröselig, zerreibbar – wirkt wie eine Mischung aus Pilzmycel und Sägespänen. Pilze mit Mycelialkern sind leicht vom Baum ablösbar (z. B. Echter Zunderschwamm, Schiefer Schillerporling).

Parasit: lebt von einem lebenden Organismus (Wirt), der dadurch geschädigt wird (vgl. Symbiose)

Pflanzenhydrolat: Blüten- oder Kräuterwasser aus Wasserdampfdestillation des Pflanzenmaterials

Polysaccharide (Vielfachzucker): komplexe Kohlenhydrate, die aus vielen einzelnen Zuckermolekülen aufgebaut sind. Die meisten sind für Menschen unverdaulich, erfüllen aber andere wichtige Funktionen.

resupinat: flächig am Holz anliegend, ohne geformte Fruchtkörper

sekundäre Pflanzenstoffe/ Pilzstoffe: Substanzen, die nicht für das primäre Überleben benötigt werden, jedoch der Kommunikation mit der Außenwelt und der Bewältigung äußerer Einflüsse dienen (biologischer/biochemischer Stress durch Hitze, Kälte, Dürre, Nässe, Tierfraß und andere Verletzungen, UV-Strahlung ...)

Sklerotium: verhärtete Dauerform aus dicht gepackten Hyphen, die Kälte und Trockenheit übersteht und bei besseren Bedingungen wieder weiterwächst

Sporen: Verbreitungsform der Pilze, bezüglich der

Funktion wie Samen, aber mikroskopisch klein

sporulieren: Sporen abgeben

Substrat: Nährboden (= bei Baumpilzen z. B. der Baum)

Symbionten: »Partner« in einer Symbiose

Symbiose: Wechselbeziehung zwischen Organismen verschiedener biologischer Arten, von der beide Partner profitieren.

TCM: Traditionelle Chinesische Medizin

Terpene: chemische Verbindungen der Pflanzen und Pilze mit Wirkung auf das Immunsystem; zählen zu den sekundären Stoffen; Pflanzen bauen ätherische Öle daraus.

Tinktur: von lat. »tinctura« für »färben«; kommt daher, dass sich die Extraktionsflüssigkeit zumeist durch die aus dem Extraktionsgut austretenden Stoffe verfärbt. Ursprünglich für alle Flüssigextrakte, heute nur noch für alkoholische Auszüge verwendet.

Tonikum/tonisierend: Stärkungsmittel zur Krankheitsvorbeugung, kräftigend, stärkend, ggf. elastisch machend

Wirt: lebender Organismus, der von einem Parasiten befallen ist

Zersetzer/Folgezersetzer: Organismus, der von abgestorbener Materie lebt und diese zerkleinert

Zuwachskante: äußerer Rand mehrjähriger Pilze; ohne holzige Kruste, spürbar feucht; nur während der Wachstumsphase zu sehen, da sie zunehmend reift und sich verfestigt

Hilfreiche Adressen und Bücher

Bücher

Berg, Beate & Lelley, Jan: Apotheke der Heilpilze (naturaviva)

Boa, Eric: Wild edible fungi – A global overview of their use and importance to people (FAO/USA)

Guthmann, Jürgen: Heilende Pilze (Quelle & Meyer)

Halpern, George M.: Healing Mushrooms (Square One Publishers)

Hobbs, Christopher: Medicinal Mushrooms (Botanica Press)

Isokauppila, Tero: Healing Mushrooms: A Practical and Culinary Guide to Using Mushrooms for Whole Body Health (Avery)

Rätsch, Christian: Pilze und Menschen: Gebrauch, Wirkung und Bedeutung der Pilze in der Kultur (AT-Verlag)

Rogers, Robert D.: The Fungal Pharmacy: The Complete Guide to Medicinal Mushrooms and Lichens of North America (North Atlantic Books)

Schulten, Frank-Daniel: Ling Zhi – König der Heilpilze (Windpferd)

Stamets, Paul: Mycelium Running – How Mushrooms Can Help Save The World (Ten Speed Press)

Till, Susanne & Walter: Pilze. Sammeln – Kochen – Genießen (Neue Presse)

Haertel, Beate; Rimböck, Michelle; Neuerer, Thomas: Vitalpilze. Modulierend – aufbauend – stärkend. (AfN – Akademie für Naturheilkunde e. V.; Verein Europäische Klosterheilkunde Gut Aich, St. Gilgen)

Links

GAMU – Gesellschaft für angewandte Mykologie und Umweltstudien m.b.H., www.gamu.de

DGfM – Deutsche Gesellschaft für Mykologie, www.dgfm-ev.de

ÖMG – Österreichische Mykologische Gesellschaft: www.myk.univie.ac.at

Mykologische Datenbank: www.pilzdaten-austria.eu

Mushroom Research Center Austria: www.mrca-science.org

Artensuchmaschine Rote Liste: www.rote-liste-zentrum.de

Schweizerische Pilz-Datenbank: swissfungi.wsl.ch

Online-Pilzbestimmungsschlüssel: 123pilzsuche.de

www.vitalpilzratgeber.de

www.tintling.com

www.passion-pilze-sammeln.com

www.pilzforum.eu

Bezugsquelle Zunderschwamm-Hüte: Deutschland: pilzteam-bayern.de; Österreich: www.myk.univie.ac.at

Umweltbundesamt Deutschland: www.umweltbundesamt.de

Umweltbundesamt Österreich: www.umweltbundesamt.at

Register

Aus unserer Kompakt-Reihe

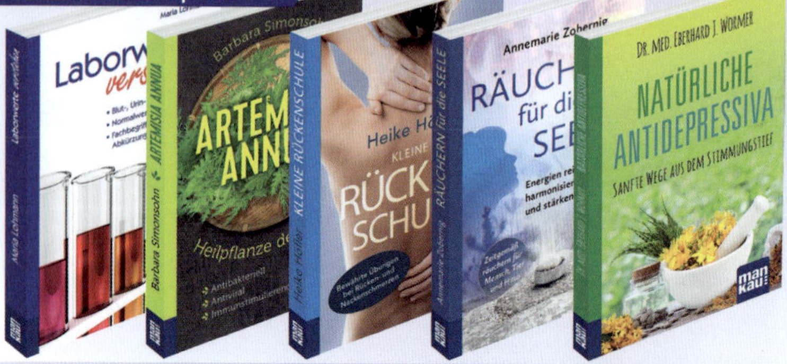

Alles auf einen Blick: **www.gesundheit-kompakt.info**

Casagrande: **Bachblüten in Schwangerschaft, Geburt und Stillzeit**
ISBN 978-3-86374-432-8

Drach-Schauer: **Kleine Fußschule**
ISBN 978-3-86374-617-9

Fischer: **Heimische Heil- und Vitalpilze**
ISBN 978-3-86374-710-7

Hätscher-Rosenbauer: **Kleine Augenschule**
ISBN 978-3-86374-314-7

Harnisch: **Moringa oleifera**
ISBN 978-3-86374-193-8

Haider-Wallner: **So klappt's mit dem Welt-Retten**
ISBN 978-3-86374-550-9

Höfler: **Energiequelle Beckenboden**
ISBN 978-3-86374-420-5

Höfler: **Kleine Rückenschule**
ISBN 978-3-86374-329-1

Li Wu/Klitzner: **Heiltees**
ISBN 978-3-86374-184-6

Lohmann: **Laborwerte verstehen**
ISBN 978-3-86374-158-7

Lux: **Grüne Hausapotheke f. Hunde**
ISBN 978-3-86374-641-4

Lux: **Grüne Hausapotheke f. Katzen**
ISBN 978-3-86374-655-1

Neumayer: **Erste Hilfe bei Hitzewallungen & Co.**
ISBN 978-3-86374-435-9

Neumayer: **Multitalent Zink**
ISBN 978-3-86374-317-8

Reik: **Tai Chi für zwischendurch**
ISBN 978-3-86374-377-2

Reim: **Faszien**
ISBN 978-3-86374-287-4

Rias-Bucher: **Garten-Smoothies**
ISBN 978-3-86374-199-0

Rias-Bucher: **Smoothies für Körper, Geist und Seele**
ISBN 978-3-86374-164-8

Röcker: **Heilen mit Bachblüten**
ISBN 978-3-86374-661-2

Simonsohn: **Artemisia annua**
ISBN 978-3-86374-474-8

Simonsohn: **Baobab. Die heilsame Frucht des Apothekerbaums**
ISBN 978-3-86374-614-8

Simonsohn: **Brennnessel**
ISBN 978-3-86374-652-0

Simonsohn: **Chia**
ISBN 978-3-86374-296-6

Simonsohn: **Holunder – Juwel der Hausapotheke**
ISBN 978-3-86374-717-6

Simonsohn: **Löwenzahn**
ISBN 978-3-86374-694-0

Simonsohn: **Salbei – Mutter aller Heilpflanzen**
ISBN 978-3-86374-706-0

Simonsohn: **Traube und Weinrebe: Heilpflanze der Volksmedizin**
ISBN 978-3-86374-688-9

Simonsohn: **Zistrose**
ISBN 978-3-86374-611-7

Spitz/Grant: **Vitamin D**
ISBN 978-3-86374-178-5

Straubinger: **Säure-Basen-Balance**
ISBN 978-3-86374-255-3

Weidinger/Weidinger: **Achtsamkeit für jeden Tag**
ISBN 978-3-86374-261-4

Wolffskeel: **Die 12 Salze des Lebens**
ISBN 978-3-86374-129-7

Wormer: **Fibromyalgie**
ISBN 978-3-86374-211-9

W[illegible]er: **N[illegible]rliche [illegible]ress[illegible]**
ISB[illegible] 978-[illegible]4-664-3

Zobernig: **Räuchern für die Seele**
ISBN 978-3-86374-535-6

Unsere Bücher erhalten Sie in Ihrer Buchhandlung!
Besuchen Sie auch unsere Internetseite mit Bestellmöglichkeit, Autorenvideos, Leseproben, Veranstaltungstipps und Newsletter: **www.mankau-verlag.de**

man kau